U0226719

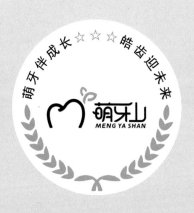

萌牙伴成长 ☆ ☆ ☆ 齿齿迎未来

萌牙山
MENG YA SHAN

# 活捉漏网之鱼
## ——补牙之前要做什么?

郑黎薇◎著　言九九◎绘

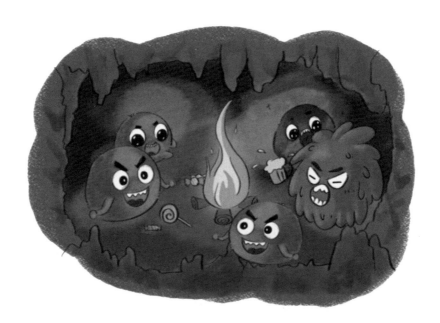

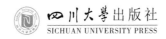
四川大学出版社
SICHUAN UNIVERSITY PRESS

几个月前，在啵啵女王的指挥下，萌牙骑士打败了在萌牙山脉为非作歹的细菌强盗——乳杆君和链球君，拯救了可爱的萌牙精灵们。萌牙山脉又恢复了往日的安宁与祥和。

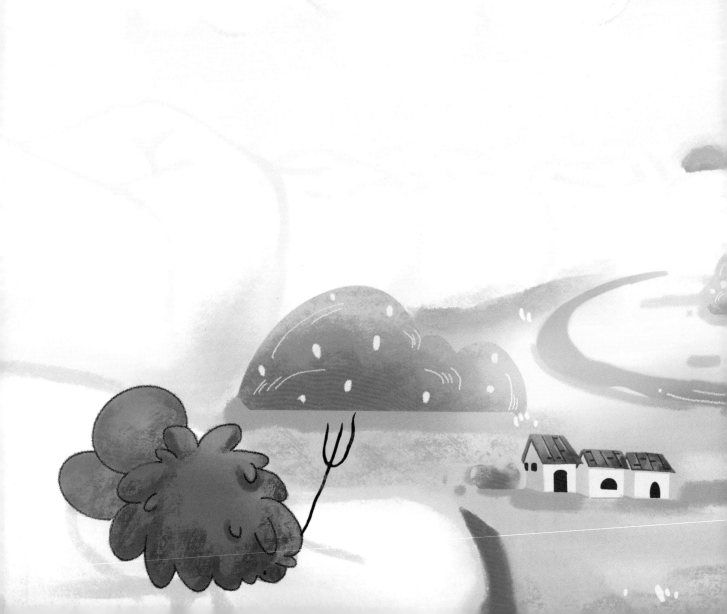

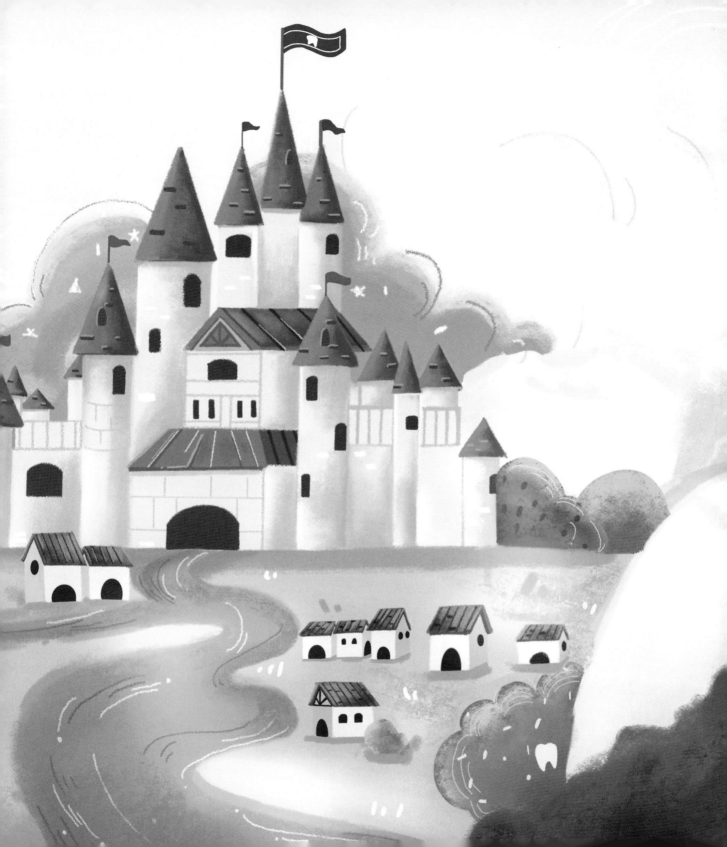

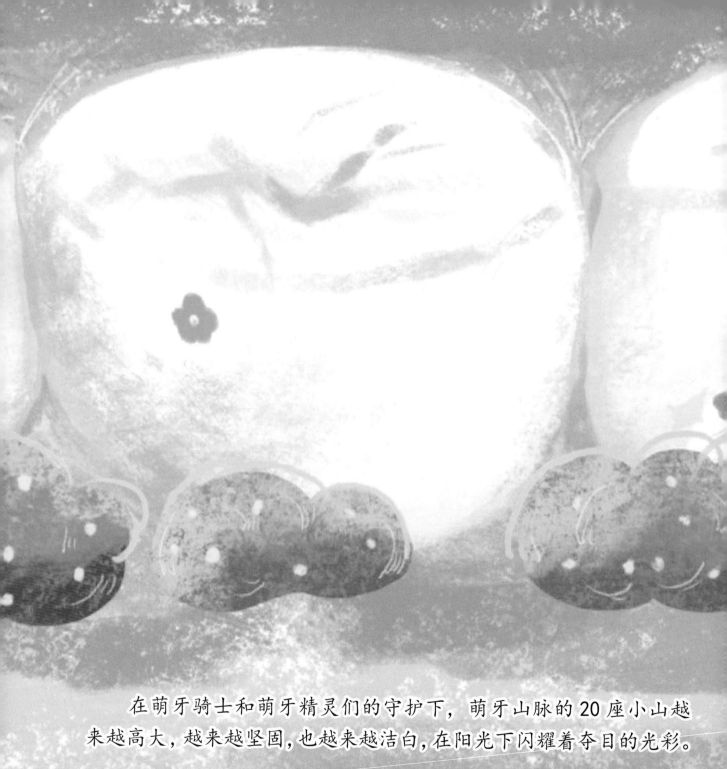

在萌牙骑士和萌牙精灵们的守护下，萌牙山脉的20座小山越来越高大，越来越坚固，也越来越洁白，在阳光下闪耀着夺目的光彩。

一天清晨，刚下过一场小雨，太阳从云后探出了头。

萌牙骑士邀请啵啵女王到萌牙山脉巡游，顺便去看望可爱的萌牙精灵们。

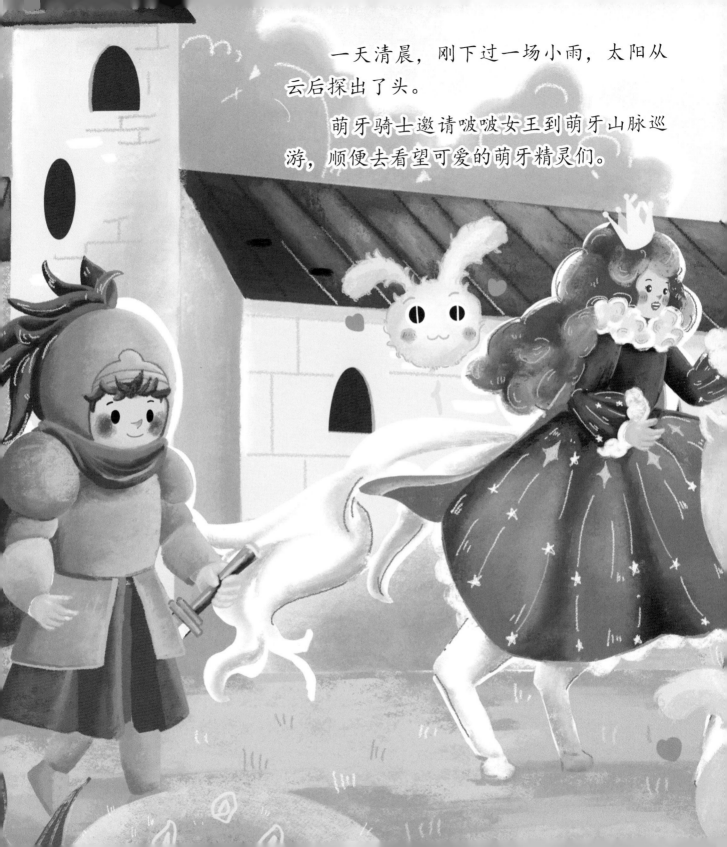

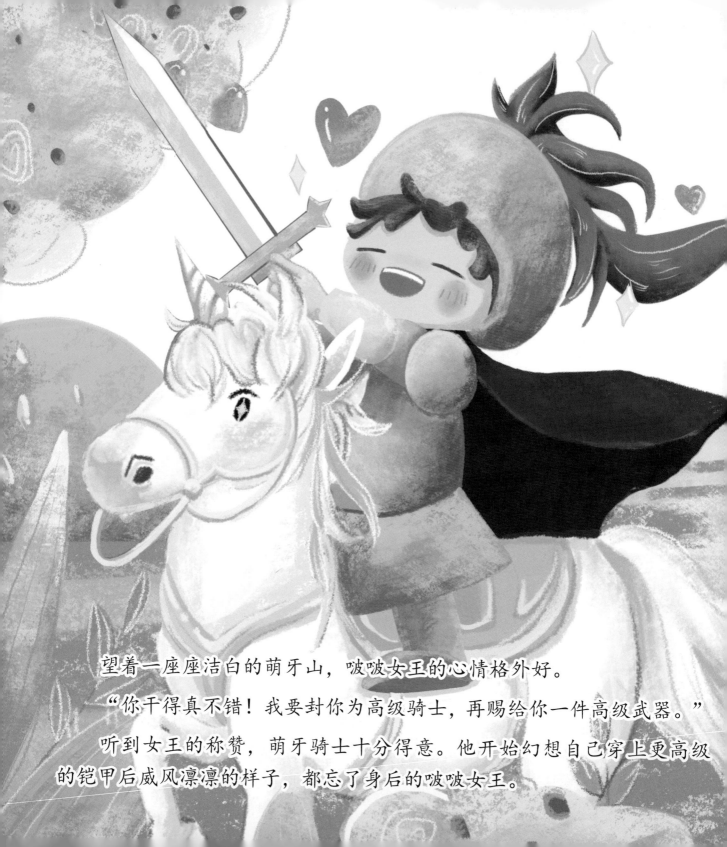

望着一座座洁白的萌牙山，啵啵女王的心情格外好。

"你干得真不错！我要封你为高级骑士，再赐给你一件高级武器。"

听到女王的称赞，萌牙骑士十分得意。他开始幻想自己穿上更高级的铠甲后威风凛凛的样子，都忘了身后的啵啵女王。

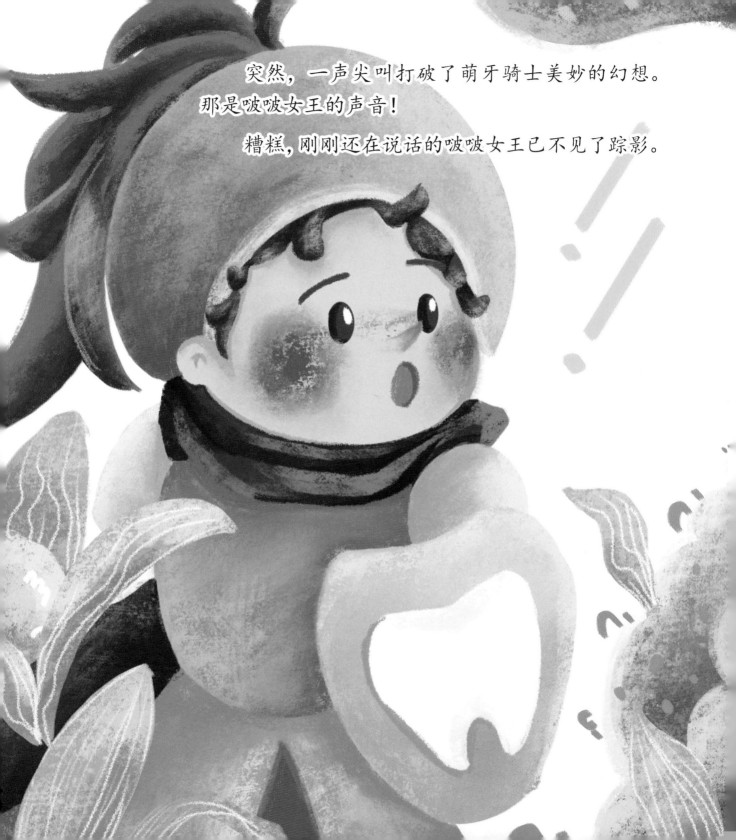

突然，一声尖叫打破了萌牙骑士美妙的幻想。那是啵啵女王的声音！

糟糕，刚刚还在说话的啵啵女王已不见了踪影。

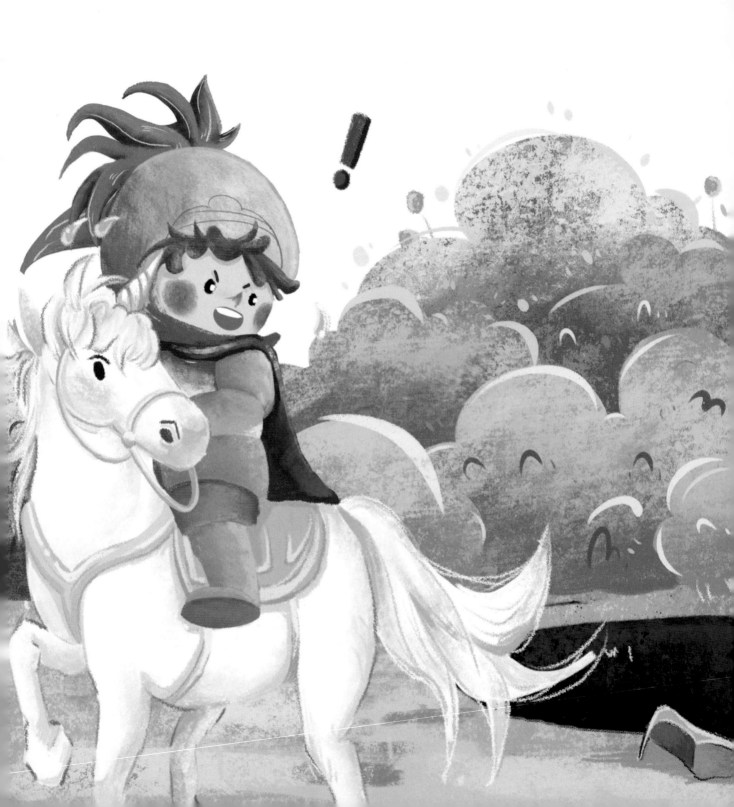

萌牙骑士急忙调转马头，赶到啵啵女王刚刚经过的地方。只见地面上有一个很大的洞，就像一个陷阱，不知道有多深。

"这么大的洞，我平时巡逻居然没有发现！"萌牙骑士非常懊恼。他知道，出了这样的意外，"升官"是没有指望了。

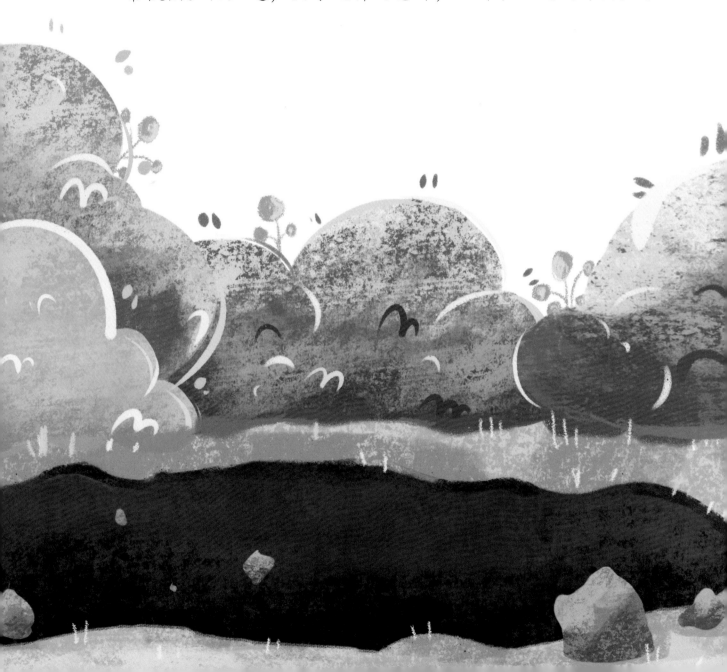

"快来人啊！快来救救我！"
还好，啵啵女王没有受伤，不过摔得可真痛啊！

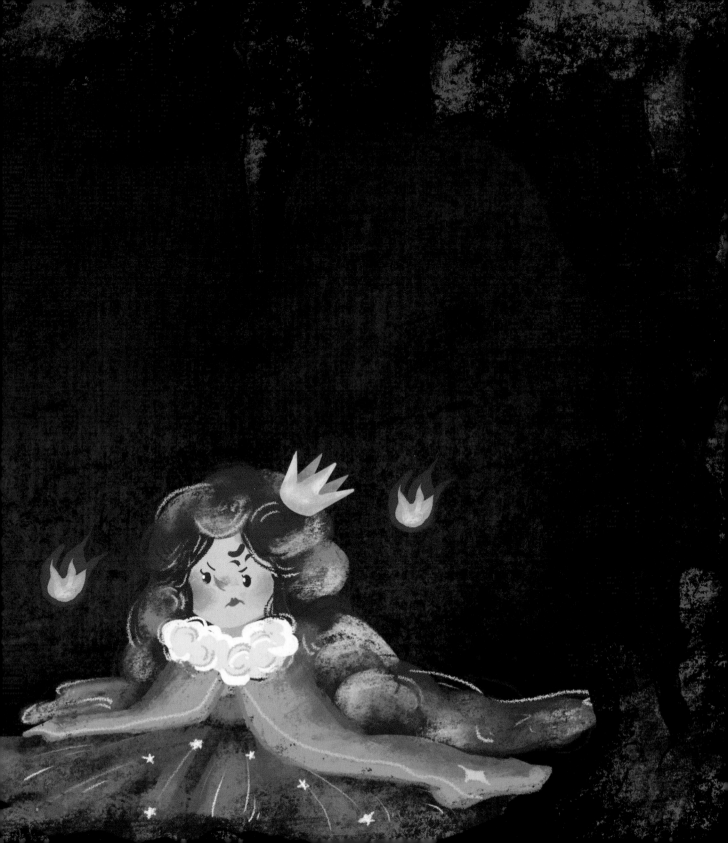

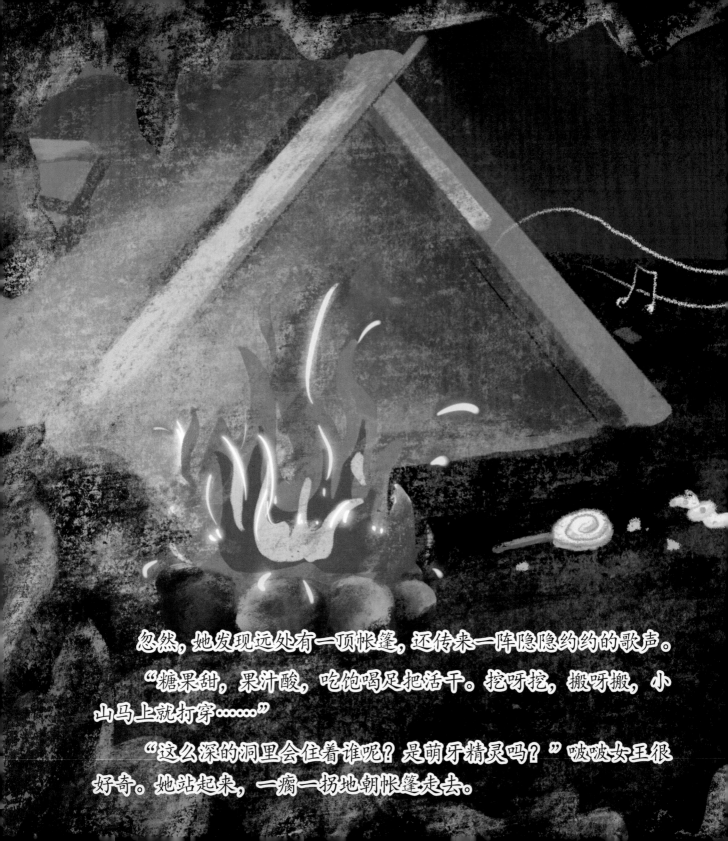

　　忽然，她发现远处有一顶帐篷，还传来一阵隐隐约约的歌声。

　　"糖果甜，果汁酸，吃饱喝足把活干。挖呀挖，搬呀搬，小山马上就打穿……"

　　"这么深的洞里会住着谁呢？是萌牙精灵吗？"啵啵女王很好奇。她站起来，一瘸一拐地朝帐篷走去。

这不是萌牙精灵的家，他们可不住在帐篷里！

啵啵女王的心一下子蹦到了嗓子眼。她轻轻地把帐篷的门帘掀开一条缝，从门缝中往里瞧。

不得了！帐篷里居然是一小队细菌强盗！看样子，他们是几个月前那一伙的漏网之鱼！

强盗们围坐一圈，正一边吃饭一边聊天。

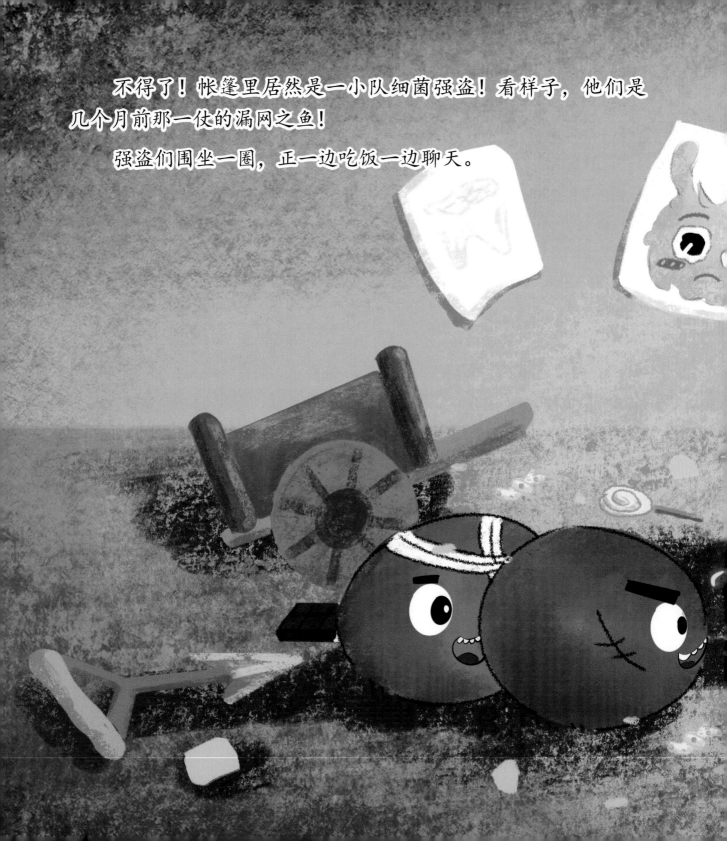

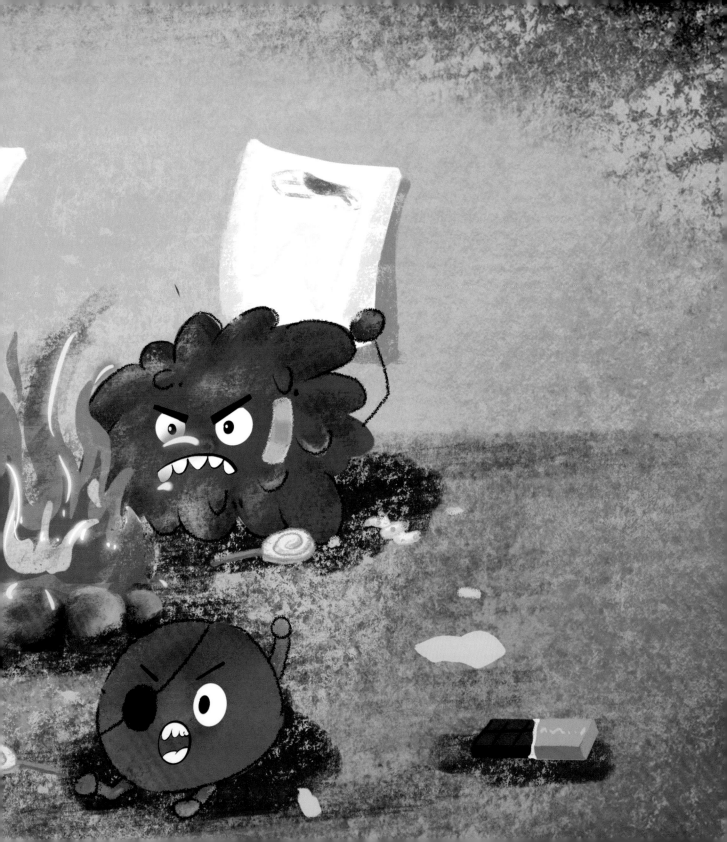

"上次咱们没有防备，被萌牙骑士用会喷水的魔法棒偷袭，弟兄们死伤大半，还好咱们躲到了这个大洞里。"

"呜呜，可不是嘛。那些弟兄真是太惨了。咱们一定要为他们报仇啊。"

"对！要报仇！咱们就从这里继续往下挖，神不知鬼不觉，很快就可以挖到萌牙小屋了。到时候，那些讨厌的萌牙精灵一个也别想跑！"

强盗们一齐欢呼起来："要报仇！继续挖！要报仇！继续挖！"

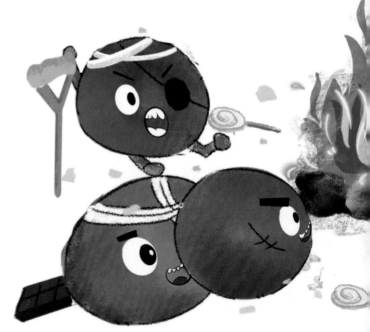

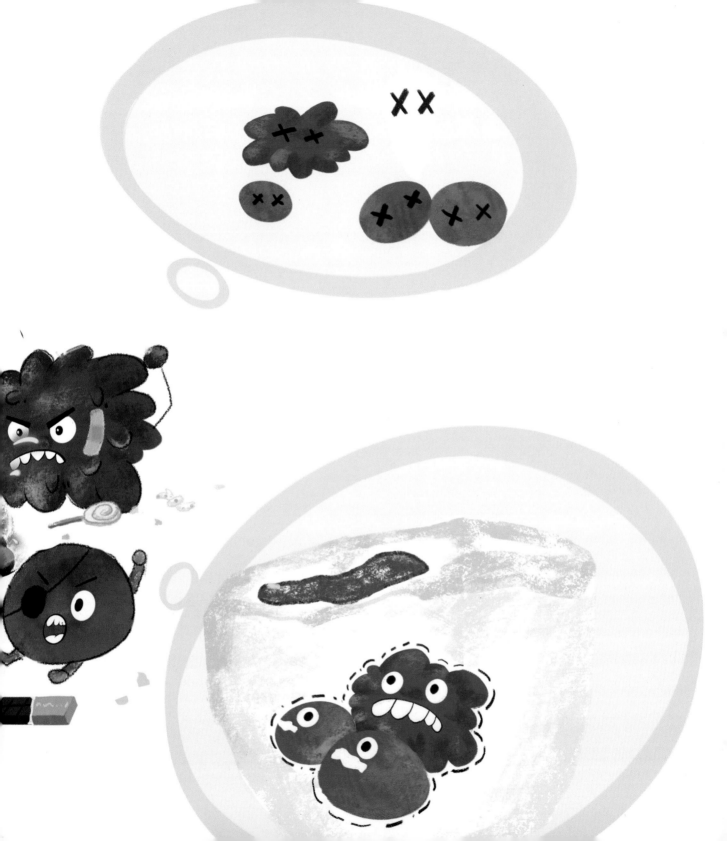

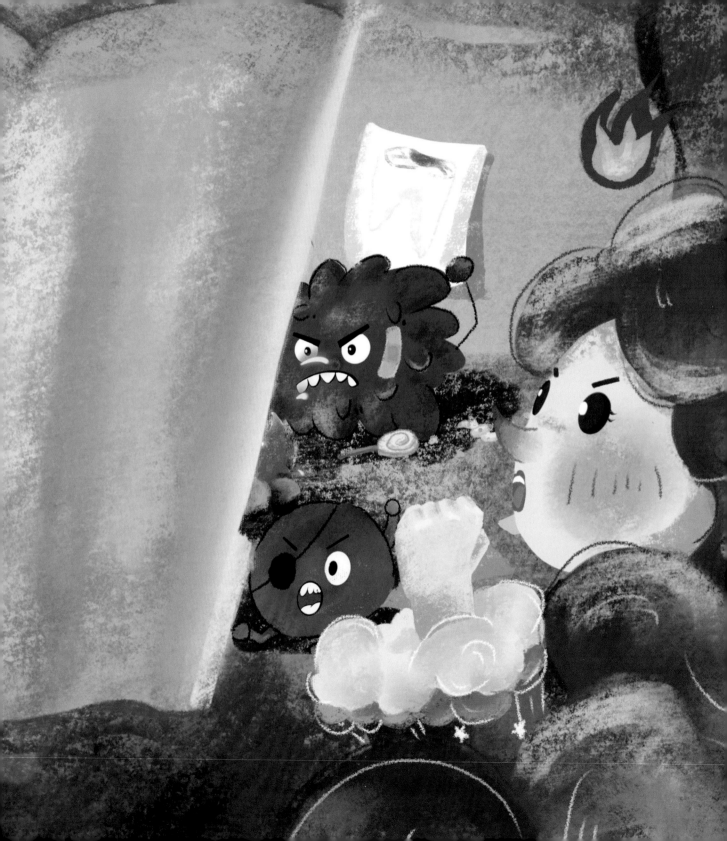

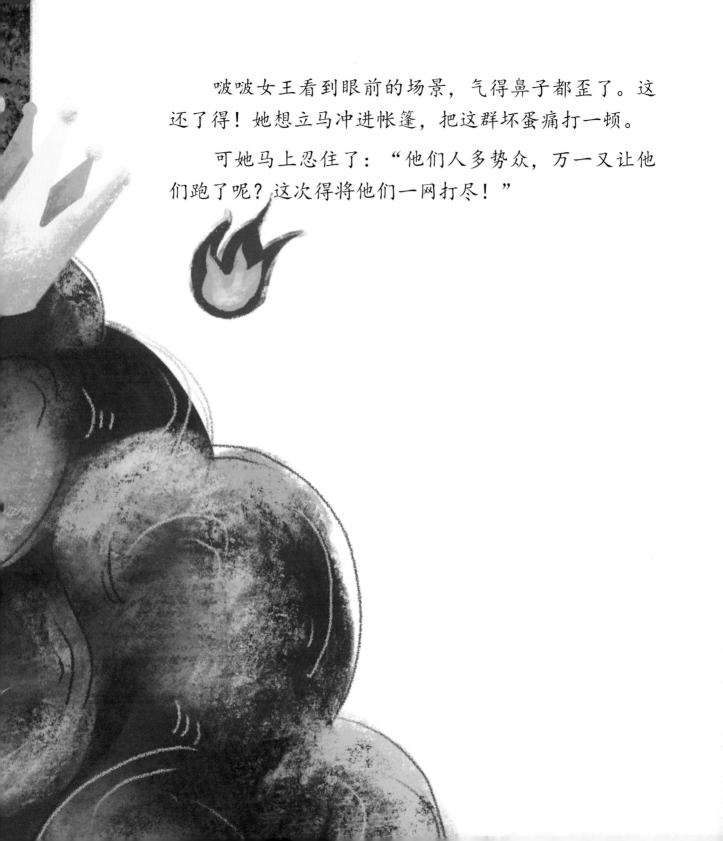

啵啵女王看到眼前的场景，气得鼻子都歪了。这还了得！她想立马冲进帐篷，把这群坏蛋痛打一顿。

可她马上忍住了："他们人多势众，万一又让他们跑了呢？这次得将他们一网打尽！"

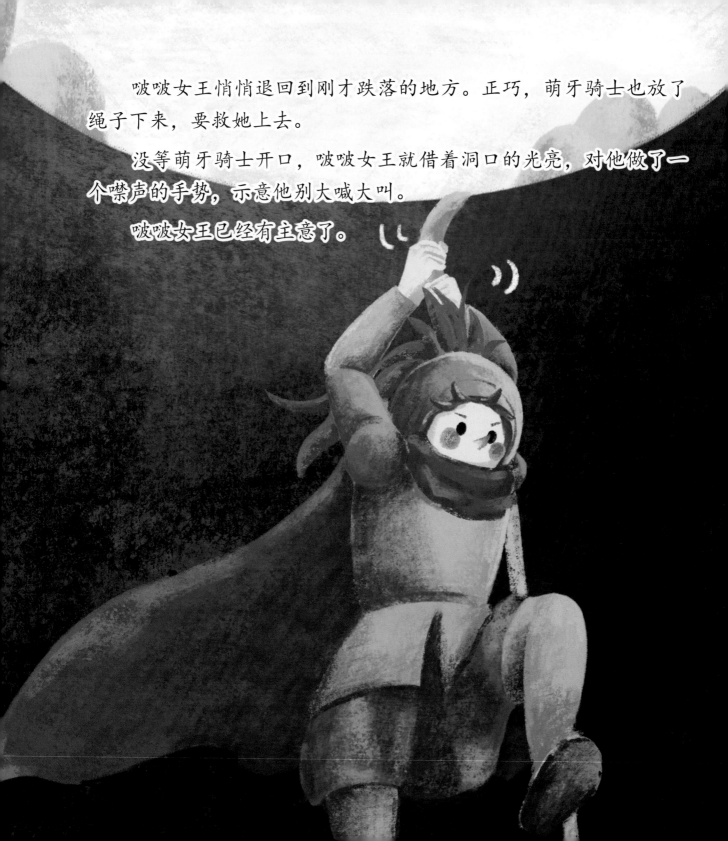

　　啵啵女王悄悄退回到刚才跌落的地方。正巧，萌牙骑士也放了绳子下来，要救她上去。

　　没等萌牙骑士开口，啵啵女王就借着洞口的光亮，对他做了一个噤声的手势，示意他别大喊大叫。

　　啵啵女王已经有主意了。

回到地面，啵啵女王告诉了萌牙骑士她在洞底见到的一切，并详细说了自己的计划。

萌牙骑士连连点头，接着就跨上啵啵战马，飞一般地朝城堡跑去……

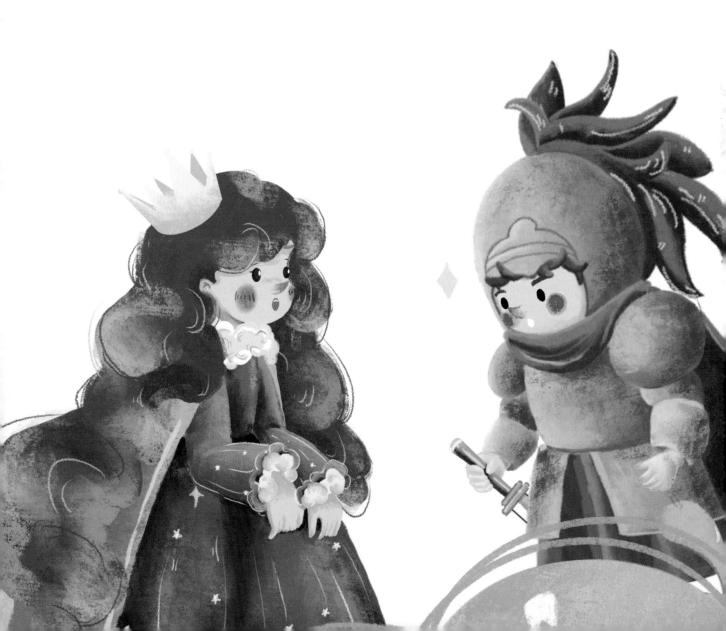

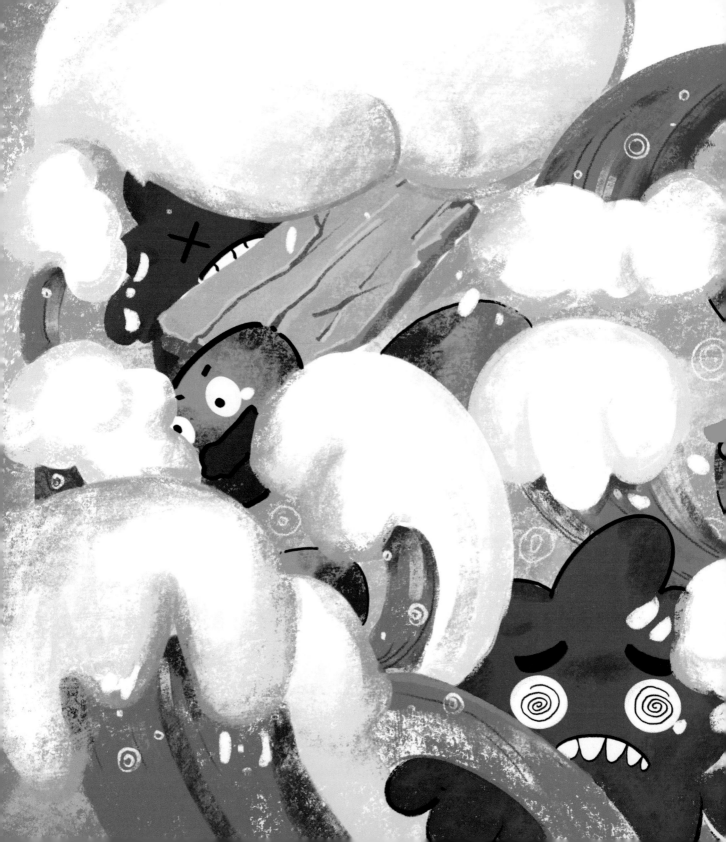

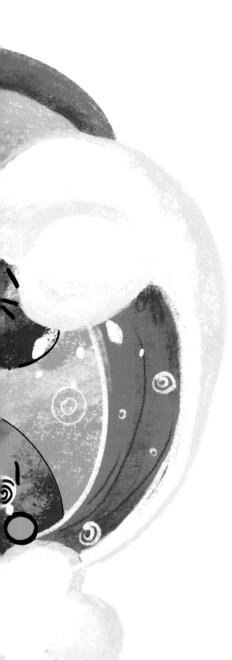

　　这一边，强盗们正丁丁当当挖个不停，没有意识到大难就要临头。

　　突然，他们的头顶响起一片"哗啦哗啦"的声音。

　　"下雨了吗？"一个强盗问。

　　"这里可是洞底，怎么会有雨？"

　　"不好，我们被发现了。又是那该死的魔法棒。大家快躲起来啊！"一个小头目回过神来，冲强盗们大喊。

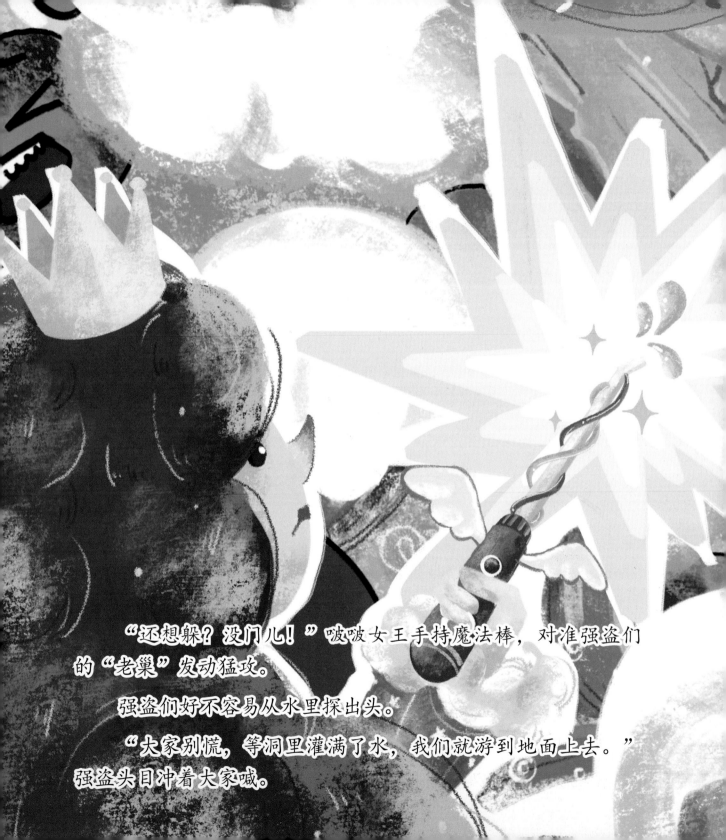

"还想躲？没门儿！"啵啵女王手持魔法棒，对准强盗们的"老巢"发动猛攻。

强盗们好不容易从水里探出头。

"大家别慌，等洞里灌满了水，我们就游到地面上去。"强盗头目冲着大家喊。

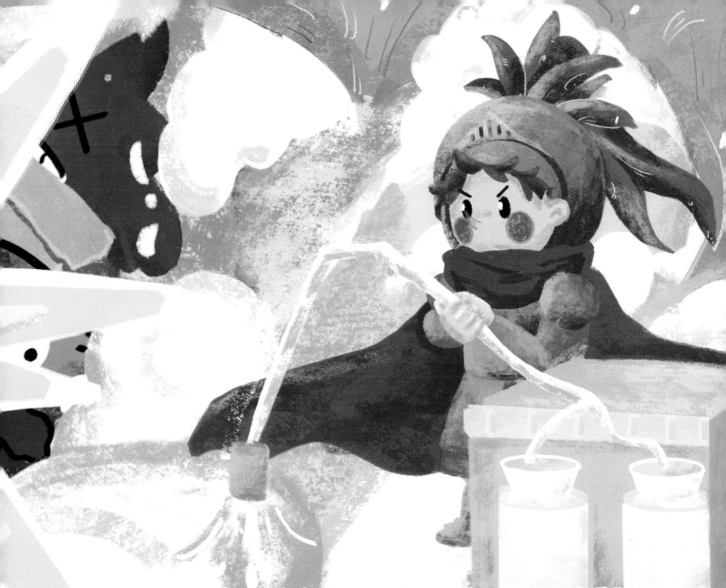

　　"想得美！"萌牙骑士大喊一声，拿出了另一件"高级武器"。

　　这件武器没有喷水，却发出很大的"呼呼"声，吓得强盗们直哆嗦。

　　萌牙骑士把"高级武器"的一端伸进水里。强盗们瞬间就像上了钩的鱼儿，一步也不能前进——原来这武器会吸水！

　　可怜的强盗们还没有逃到地面，就被吸进了"监狱"。

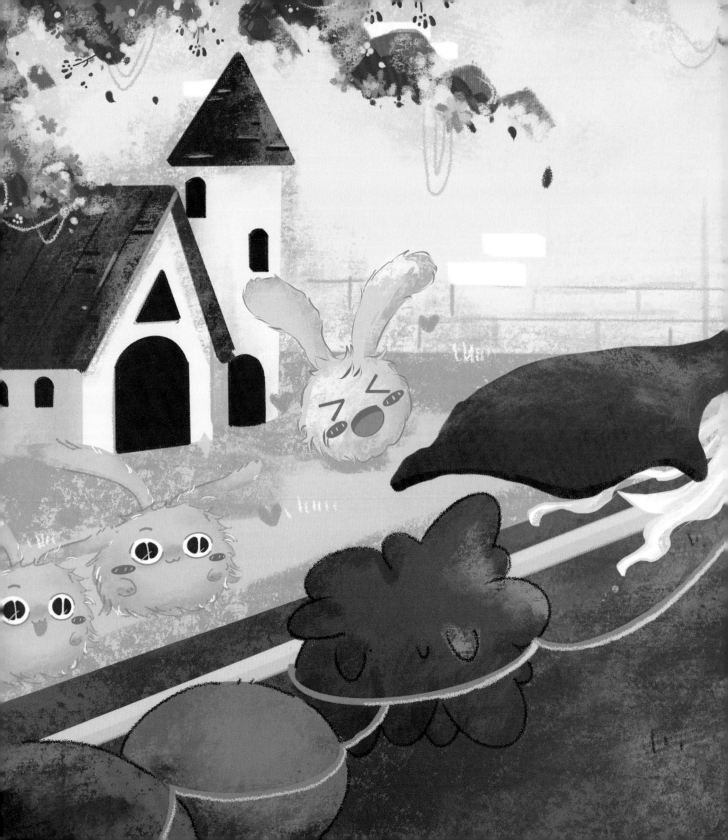

大战结束，洞里恢复了平静，连半个强盗的影子都看不到了。

萌牙骑士把绑成一串的细菌强盗拴在啵啵战马后面，自己挺直身子骑在马上，朝着城堡走去。

总算是把这些坏蛋一网打尽了，萌牙山和萌牙精灵们再也不会受到伤害了。

# 薇薇阿姨来答疑

Q: 口腔细菌是从哪里来的？它们都对牙齿有害吗？

A: 我们人和微生物（包括细菌）需要和平共处。宝宝在妈妈肚子里时，口腔里并没有细菌，那口腔细菌是怎么来的呢？实际上，宝宝在出生时，也就是刚来到这个世界时，就开始了细菌在口腔内的定植。正常情况下，口腔内的细菌不会致病。但是当细菌群体的稳态发生改变，或者细菌的活动状态发生改变时，就可能对牙齿产生危害。所以我们并不是要完全消灭口腔内的细菌，而只是让它们和我们的身体处于一个和平的状态，共同维持口腔内环境的稳态。

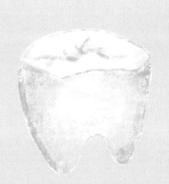

Q: 怎样才能抑制口腔细菌滋生？小朋友可以使用抗菌／抑菌漱口水吗？

A: 细菌的正常活动是不会影响口腔健康的，所以我们并不需要完全抑制细菌的生长，而是要将细菌的生长、活动限制在一个正常范围内，也就是让有机体处于稳态。所以，并不建议小朋友在常规情况下使用抗菌／抑菌漱口水。错误地使用这类功能性的漱口水，反而容易打破口腔微生态平衡，致使口腔内环境的稳态被破坏。

**图书在版编目（CIP）数据**

保卫萌牙山．活捉漏网之鱼 / 郑黎薇著；言九九绘
．— 成都：四川大学出版社，2024.4
ISBN 978-7-5690-6859-7

Ⅰ．①保… Ⅱ．①郑… ②言… Ⅲ．①牙—保健—少
儿读物 Ⅳ．① R78-49

中国国家版本馆 CIP 数据核字（2024）第 096698 号

书　　　名：保卫萌牙山·活捉漏网之鱼
　　　　　　Baowei Mengya Shan·Huozhuo Louwang zhi Yu
著　　　者：郑黎薇
绘　　　者：言九九
---

出 版 人：侯宏虹
总 策 划：张宏辉
选题策划：侯宏虹　宋彦博
责任编辑：宋彦博
特约编辑：韩思颖
责任校对：吴连英
装帧设计：胜翔设计
责任印制：王　炜
---

出版发行：四川大学出版社有限责任公司
　　　　　地址：成都市一环路南一段 24 号（610065）
　　　　　电话：（028）85408311（发行部）、85400276（总编室）
　　　　　电子邮箱：scupress@vip.163.com
　　　　　网址：https://press.scu.edu.cn
印前制作：四川胜翔数码印务设计有限公司
印刷装订：四川华龙印务有限公司
---

成品尺寸：210mm×223mm
印　　　张：8（全 4 册）
字　　　数：48 千字（全 4 册）
---

版　　　次：2024 年 5 月 第 1 版
印　　　次：2024 年 5 月 第 1 次印刷
定　　　价：180.00 元（全 4 册）
---

本社图书如有印装质量问题，请联系发行部调换

扫码获取数字资源

四川大学出版社
微信公众号

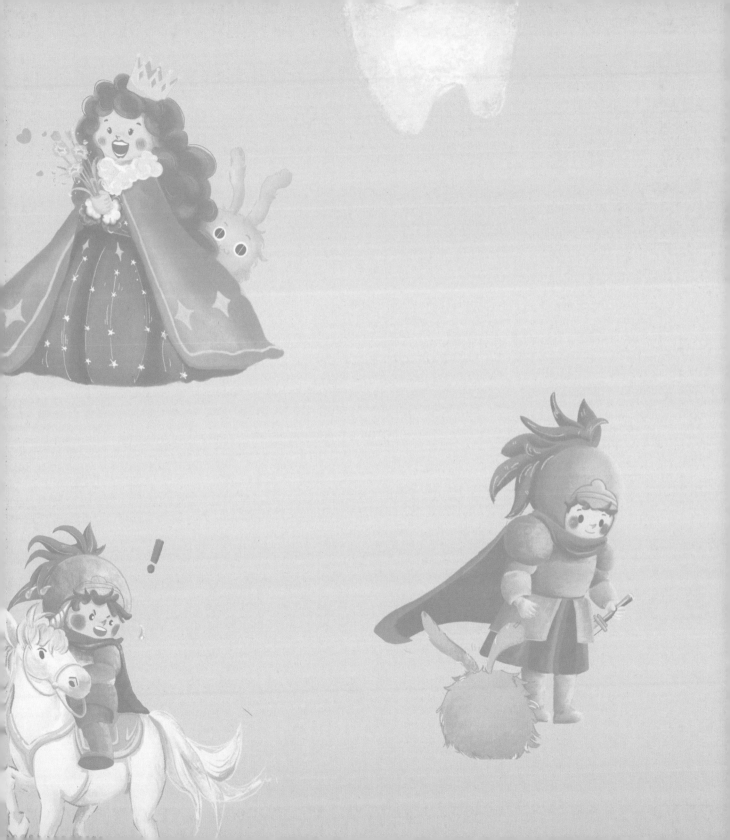

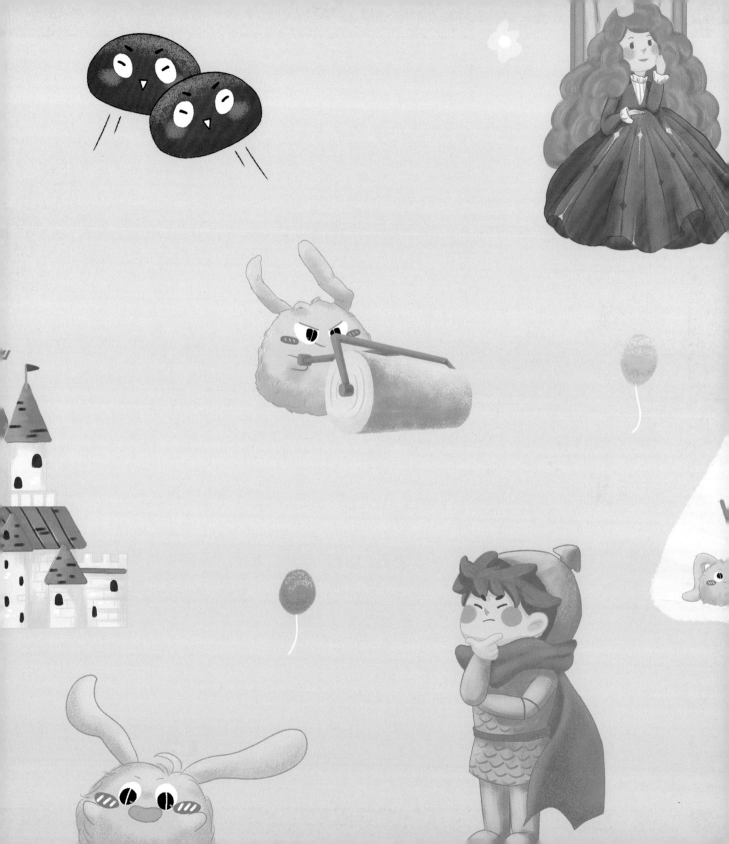

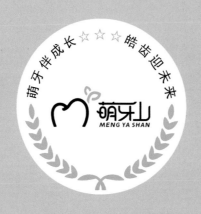

萌牙伴成长 ☆☆☆ 靓齿迎未来

萌牙山
MENG YA SHAN

# 破洞不见啦

## ——牙齿上的破洞该怎么补？

### 郑黎薇◎著　言九九◎绘

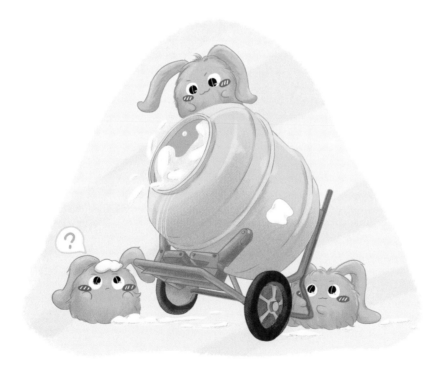

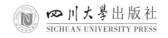

四川大学出版社

SICHUAN UNIVERSITY PRESS

经过一番大战，藏在萌牙山的细菌强盗终于被消灭干净。为此，啵啵国举行了盛大的典礼。

典礼上，萌牙骑士因为在战斗中的英勇表现，被啵啵女王正式封为"高级骑士"。

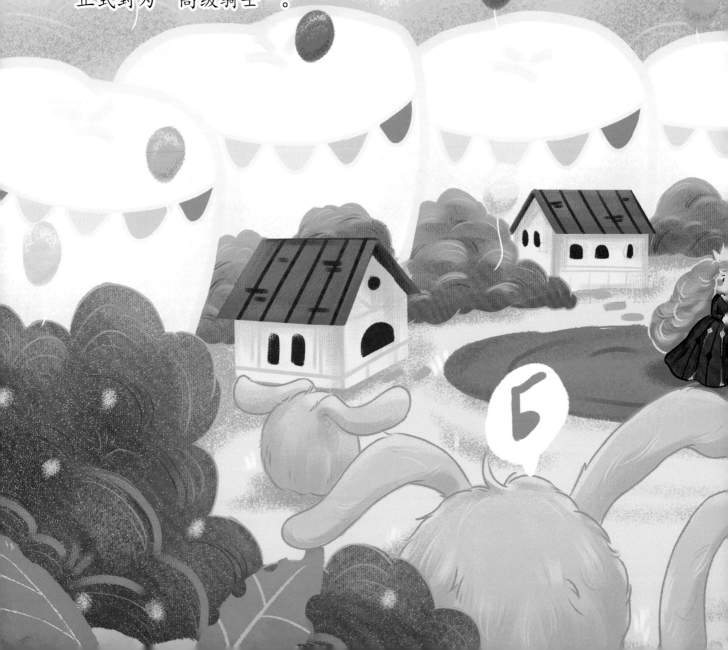

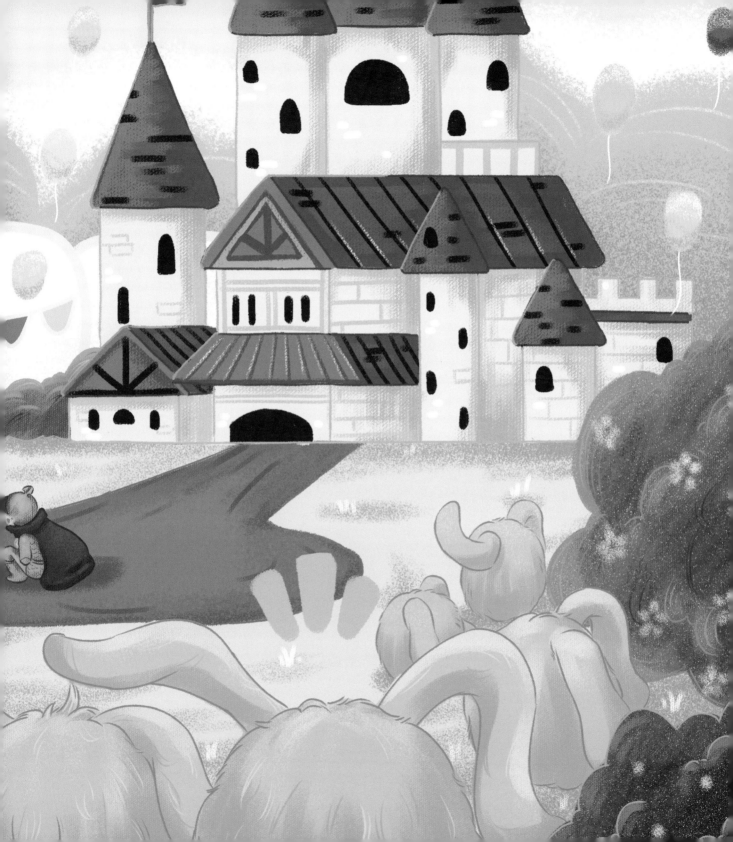

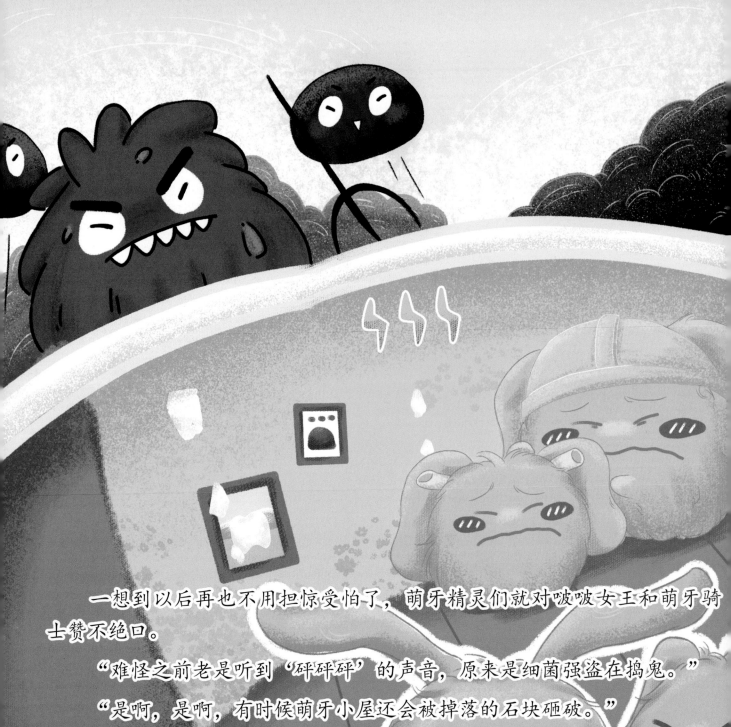

　　一想到以后再也不用担惊受怕了，萌牙精灵们就对啵啵女王和萌牙骑士赞不绝口。

　　"难怪之前老是听到'砰砰砰'的声音，原来是细菌强盗在捣鬼。"

　　"是啊，是啊，有时候萌牙小屋还会被掉落的石块砸破。"

　　"现在好了，再也没有强盗了！多亏了啵啵女王和萌牙骑士！"

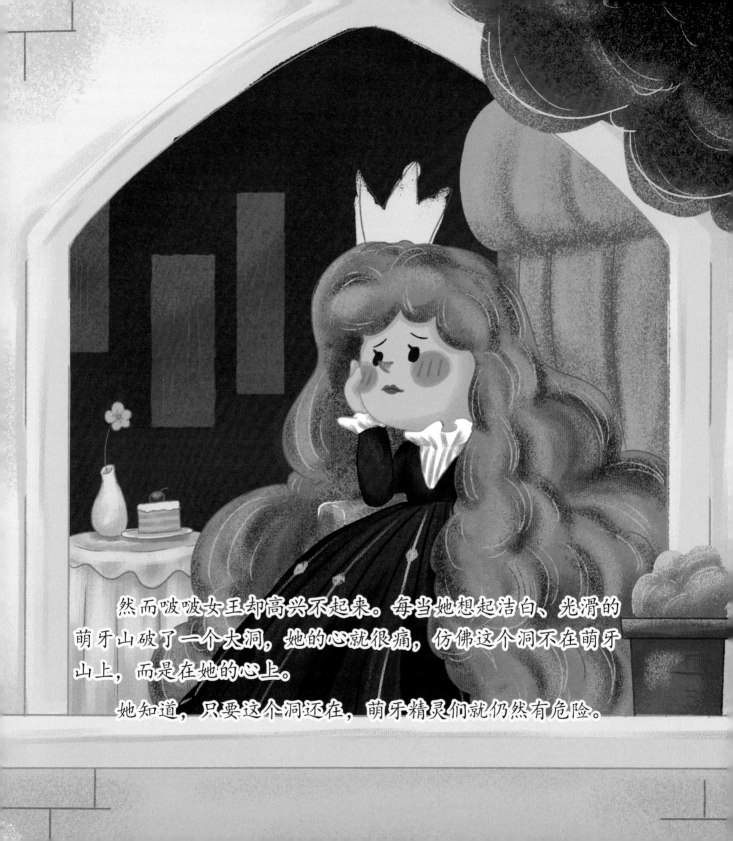

然而啵啵女王却高兴不起来。每当她想起洁白、光滑的萌牙山破了一个大洞，她的心就很痛，仿佛这个洞不在萌牙山上，而是在她的心上。

她知道，只要这个洞还在，萌牙精灵们就仍然有危险。

看着啵啵女王一天比一天憔悴，萌牙精灵们十分着急。

这天，他们找到萌牙骑士，说要替女王分忧，想办法补好这个大洞。

"可是，这个洞这么大，该怎么补呢？"萌牙骑士一时也没有办法。

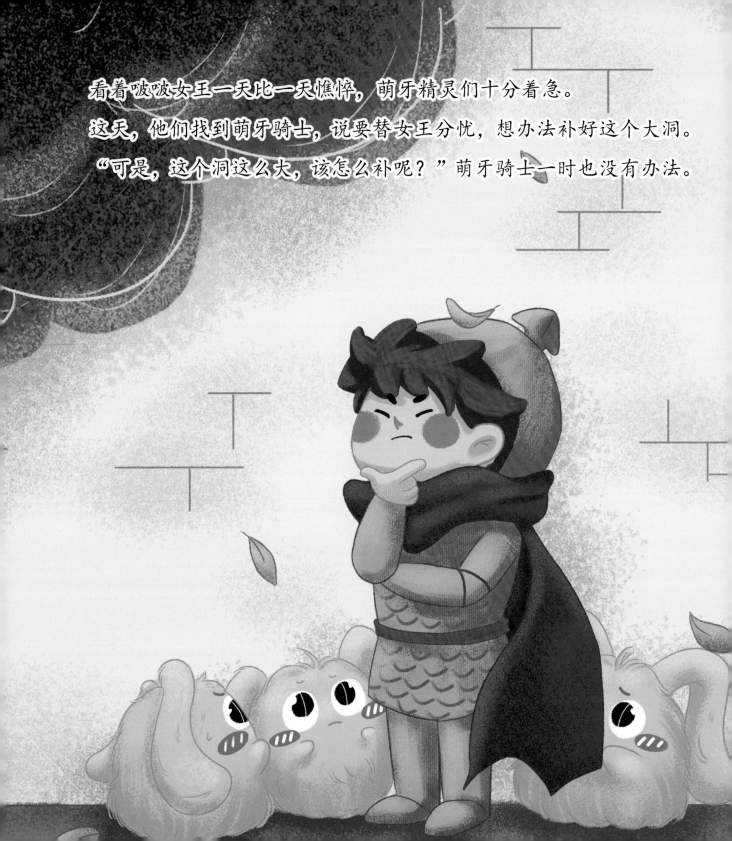

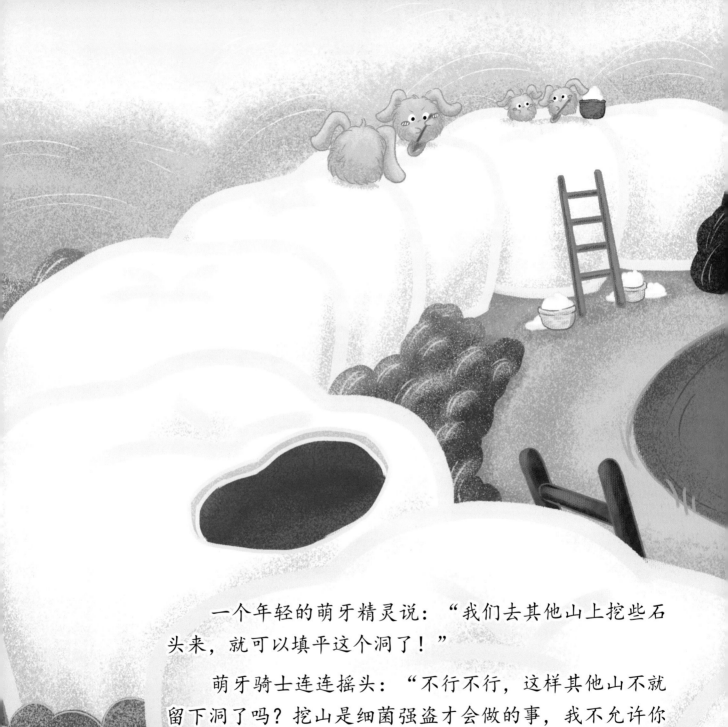

一个年轻的萌牙精灵说："我们去其他山上挖些石头来，就可以填平这个洞了！"

萌牙骑士连连摇头："不行不行，这样其他山不就留下洞了吗？挖山是细菌强盗才会做的事，我不允许你们这么做。"

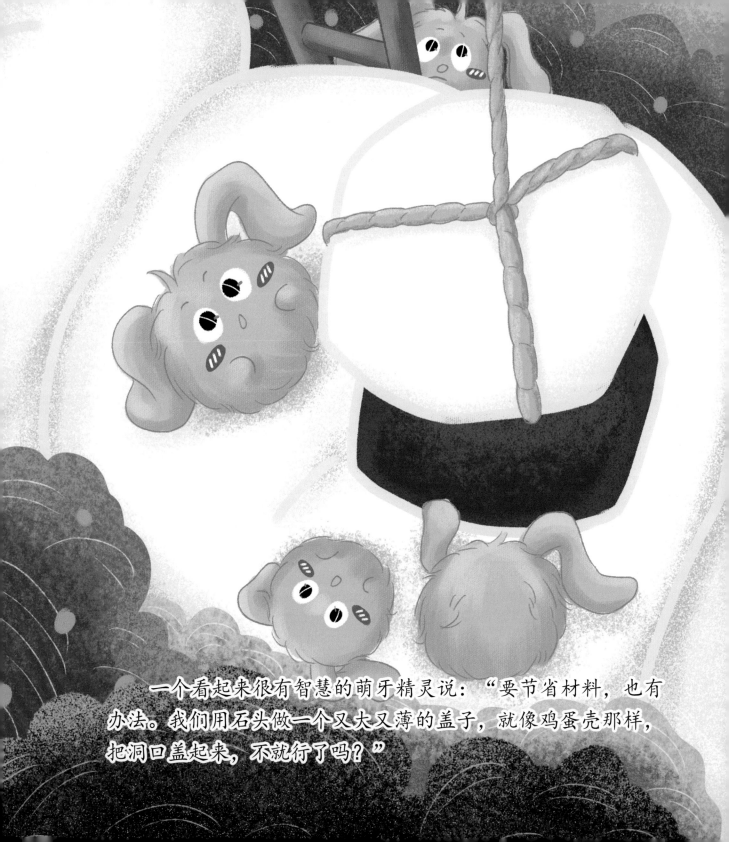

一个看起来很有智慧的萌牙精灵说："要节省材料，也有办法。我们用石头做一个又大又薄的盖子，就像鸡蛋壳那样，把洞口盖起来，不就行了吗？"

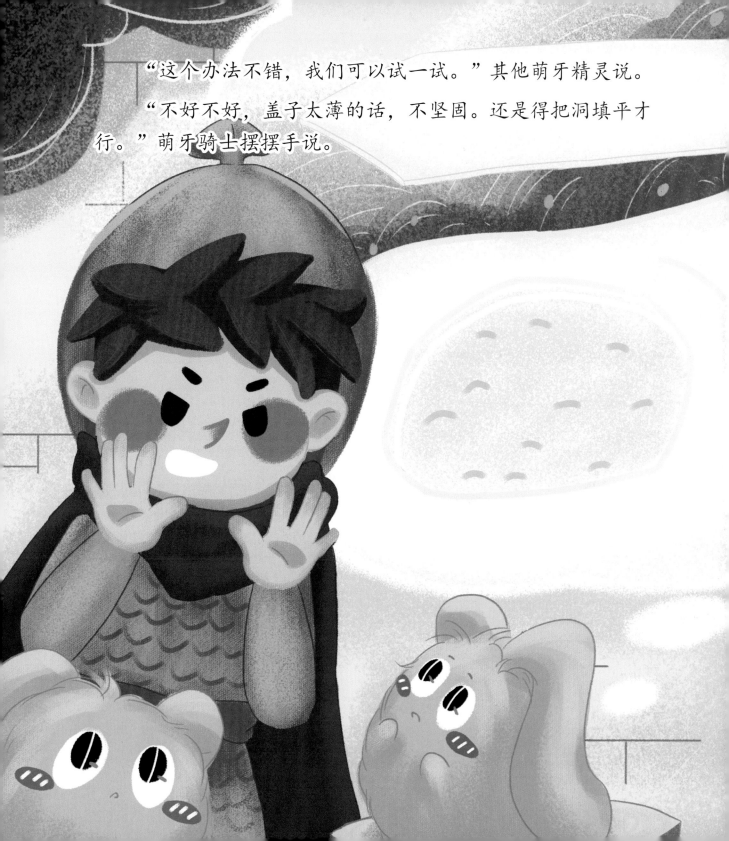

"这个办法不错，我们可以试一试。"其他萌牙精灵说。

"不好不好，盖子太薄的话，不坚固。还是得把洞填平才行。"萌牙骑士摆摆手说。

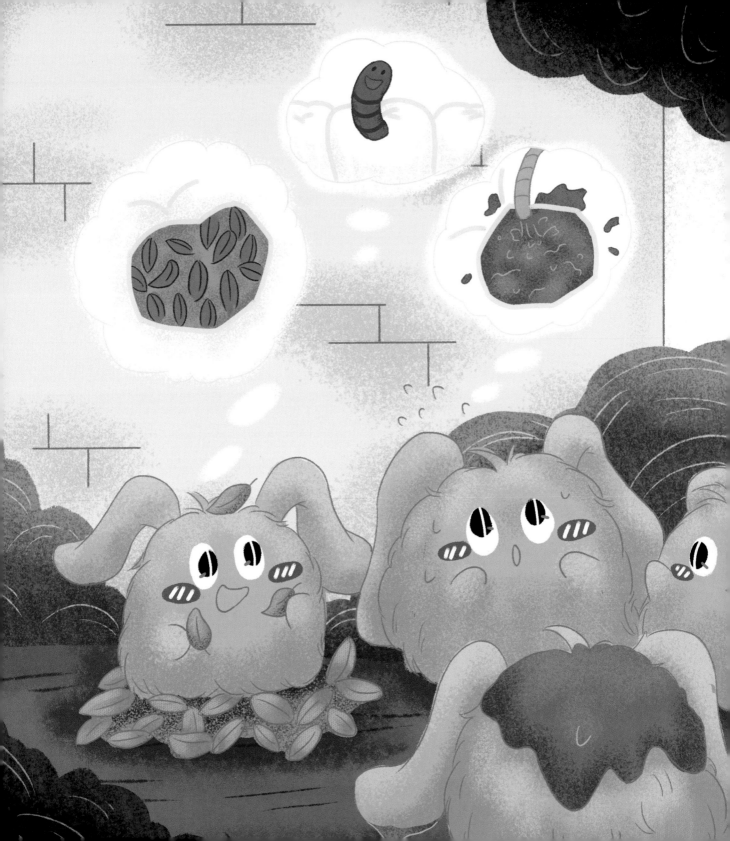

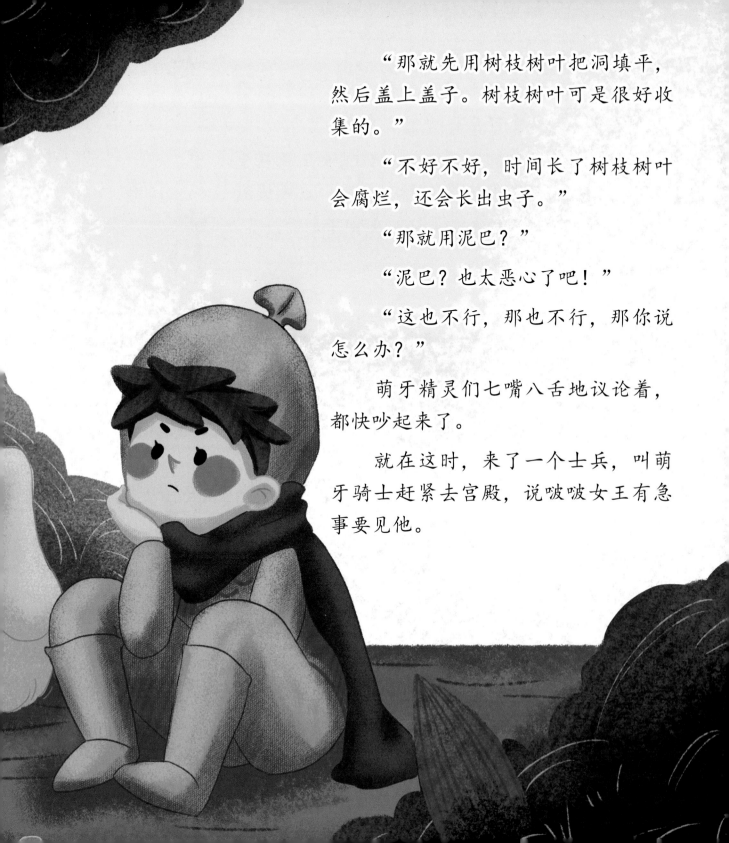

"那就先用树枝树叶把洞填平，然后盖上盖子。树枝树叶可是很好收集的。"

"不好不好，时间长了树枝树叶会腐烂，还会长出虫子。"

"那就用泥巴？"

"泥巴？也太恶心了吧！"

"这也不行，那也不行，那你说怎么办？"

萌牙精灵们七嘴八舌地议论着，都快吵起来了。

就在这时，来了一个士兵，叫萌牙骑士赶紧去宫殿，说啵啵女王有急事要见他。

原来，啵啵女王也一直在想办法，此刻她已经想到了一个绝妙的主意。

　　萌牙骑士赶到宫殿后，看到啵啵女王正在大殿上走来走去，左手托着一个小东西，边走边激动地自言自语："就是你了！就是你了！"

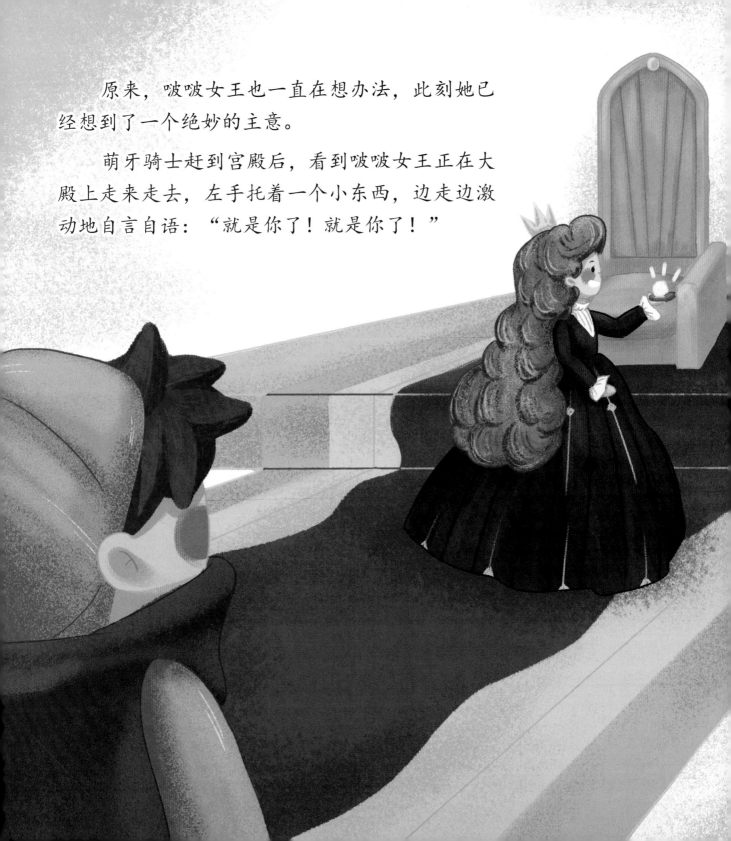

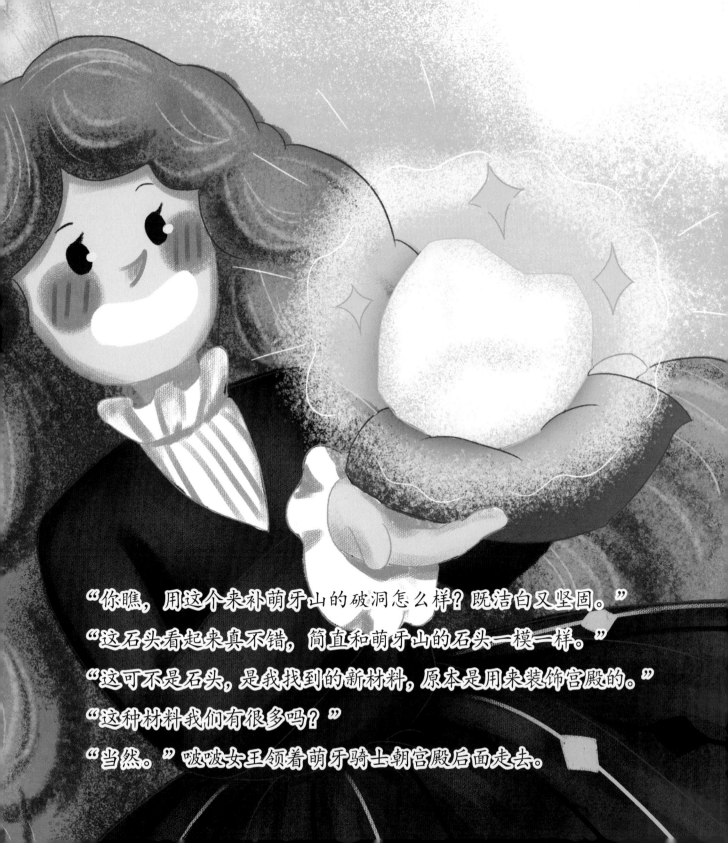

"你瞧，用这个来补萌牙山的破洞怎么样？既洁白又坚固。"

"这石头看起来真不错，简直和萌牙山的石头一模一样。"

"这可不是石头，是我找到的新材料，原本是用来装饰宫殿的。"

"这种材料我们有很多吗？"

"当然。"啵啵女王领着萌牙骑士朝宫殿后面走去。

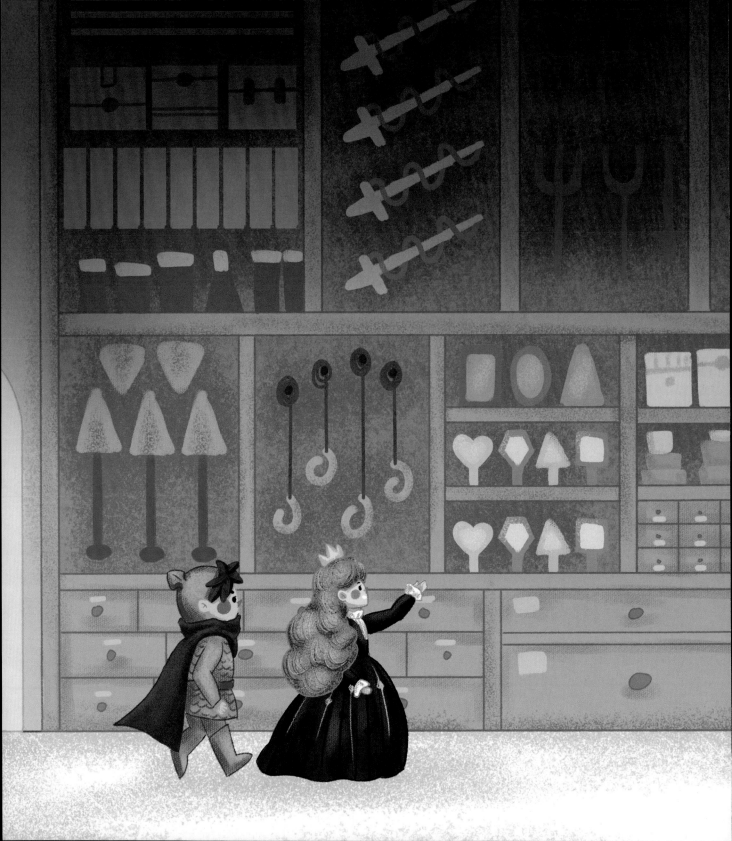

"哇，这里竟然有这么多好东西！"萌牙骑士惊叹道。

啵啵国的藏宝库非常大，萌牙骑士还是第一次来这里。有一些宝贝，他在之前对付细菌强盗时用过。可还有一些，萌牙骑士连见都没见过，更别说知道名字和用途了。

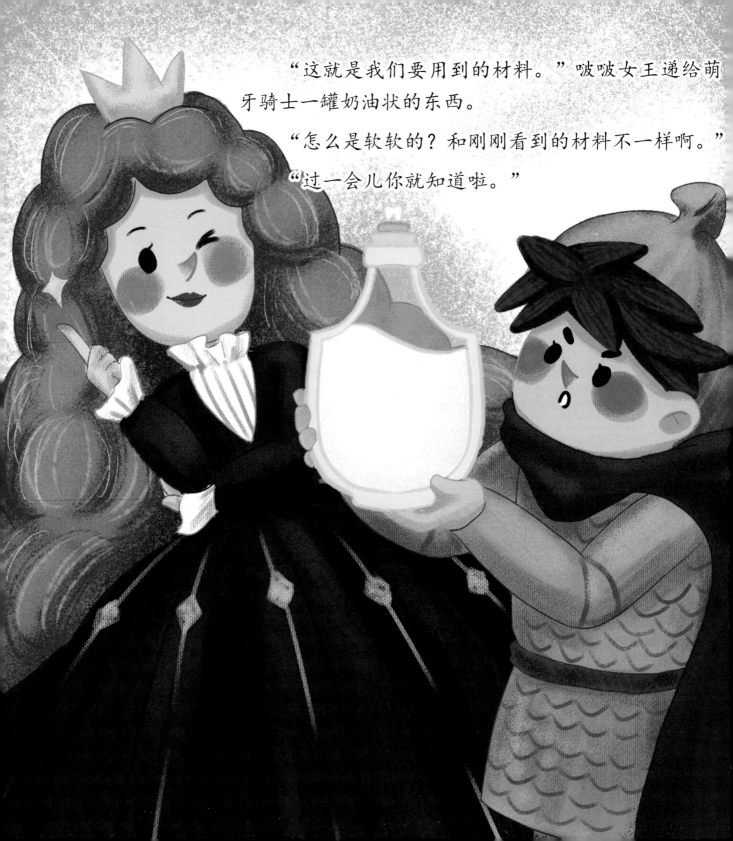

"这就是我们要用到的材料。"啵啵女王递给萌牙骑士一罐奶油状的东西。

"怎么是软软的？和刚刚看到的材料不一样啊。"

"过一会儿你就知道啦。"

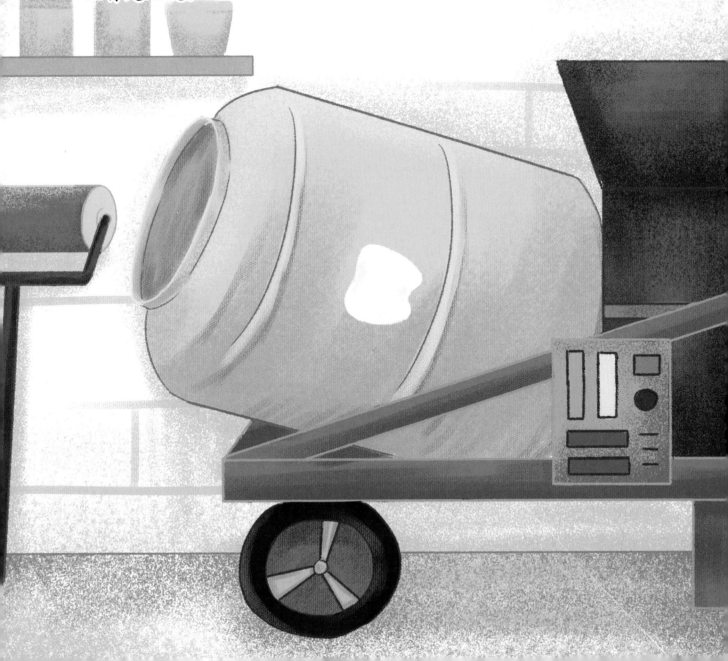

"再带上它，我们就出发吧。"啵啵女王指了指藏宝库的一个角落，那里摆了一台长着大肚子的机器。

"没错，就是它。"看到萌牙骑士有些迟疑，啵啵女王肯定地说。

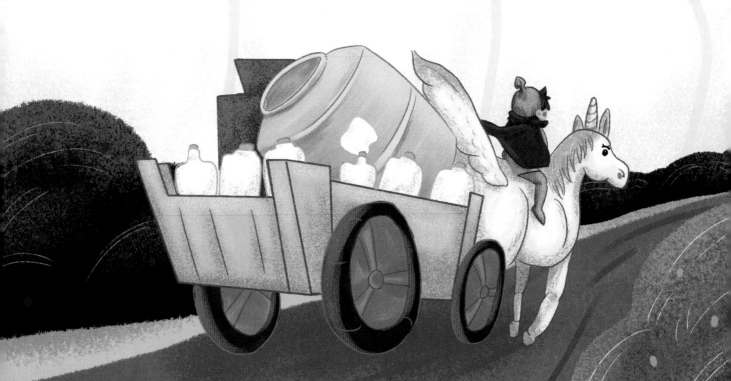

这台机器很沉，好在萌牙骑士有的是力气，很轻松就把机器搬到了宫殿外。他们用啵啵战马拖着机器和材料，向那个大洞走去。

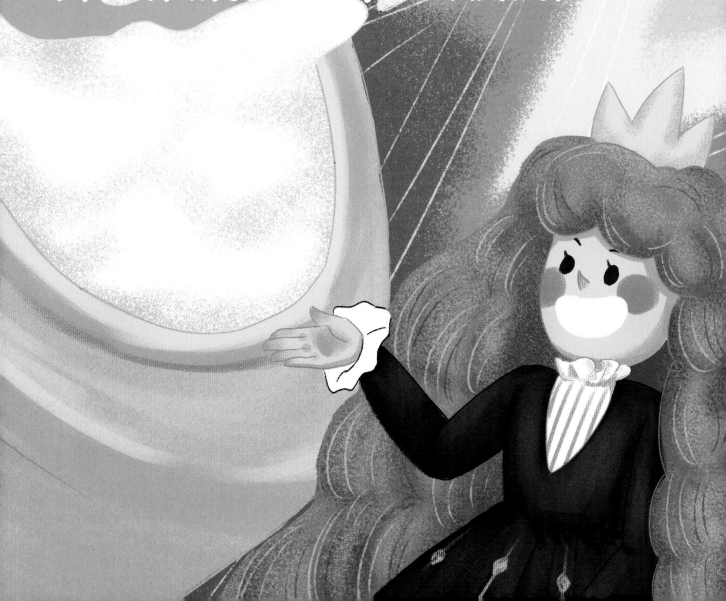

萌牙精灵们也早已赶了过来。

"女王已经找到填补大洞的办法了，大家听她指挥。"萌牙骑士大声说。

啵啵女王指着大肚子机器说："这台机器叫搅拌机。大家先把罐子里的东西倒进它的大肚子里，然后让机器转动起来。"

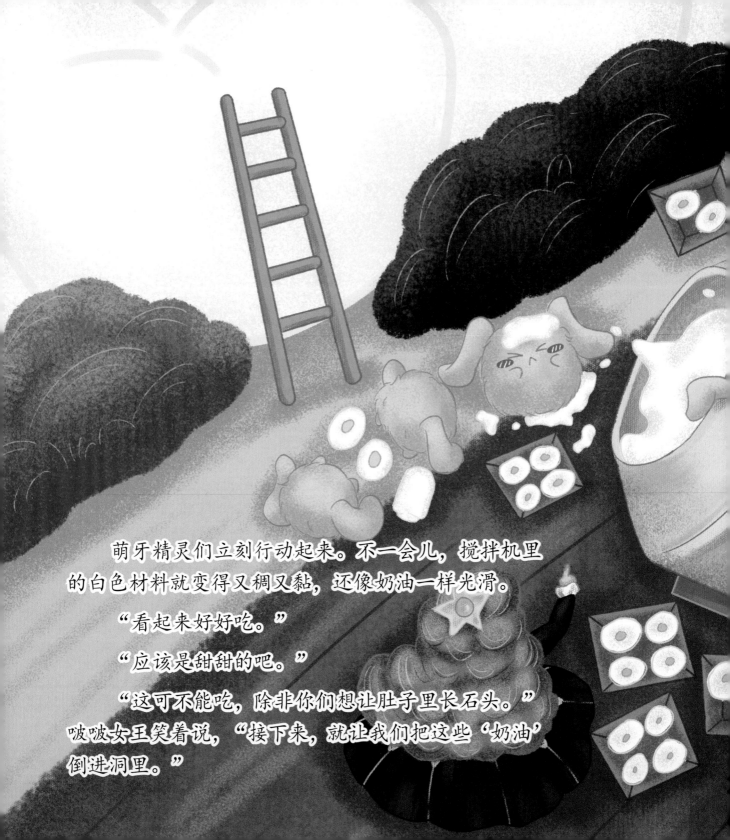

萌牙精灵们立刻行动起来。不一会儿，搅拌机里的白色材料就变得又稠又黏，还像奶油一样光滑。

"看起来好好吃。"

"应该是甜甜的吧。"

"这可不能吃，除非你们想让肚子里长石头。"啵啵女王笑着说，"接下来，就让我们把这些'奶油'倒进洞里。"

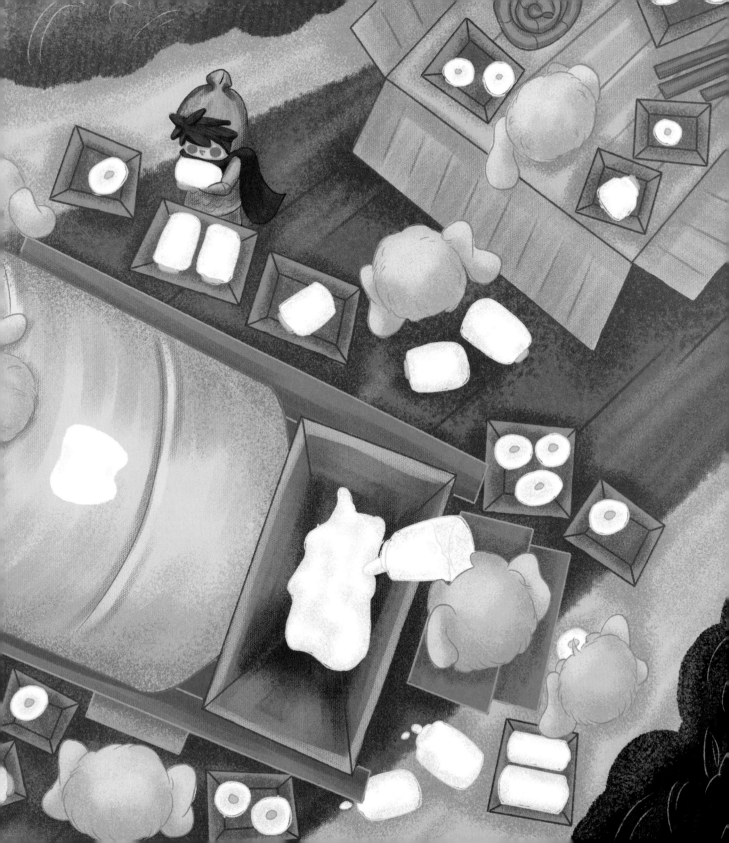

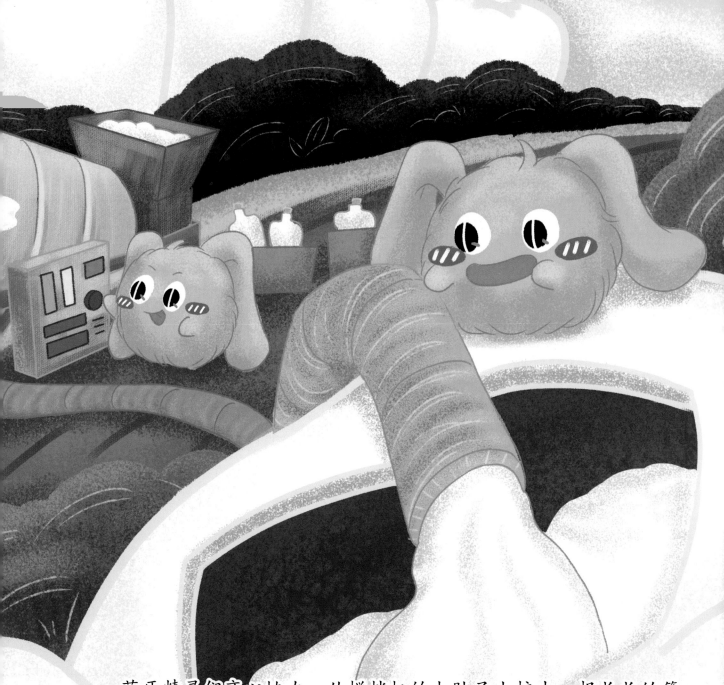

　　萌牙精灵们齐心协力，从搅拌机的大肚子上接出一根长长的管子，伸到洞的底部。接着，萌牙骑士打开搅拌机的阀门，"奶油"便源源不断地流进洞里。很快，洞就被填满了。

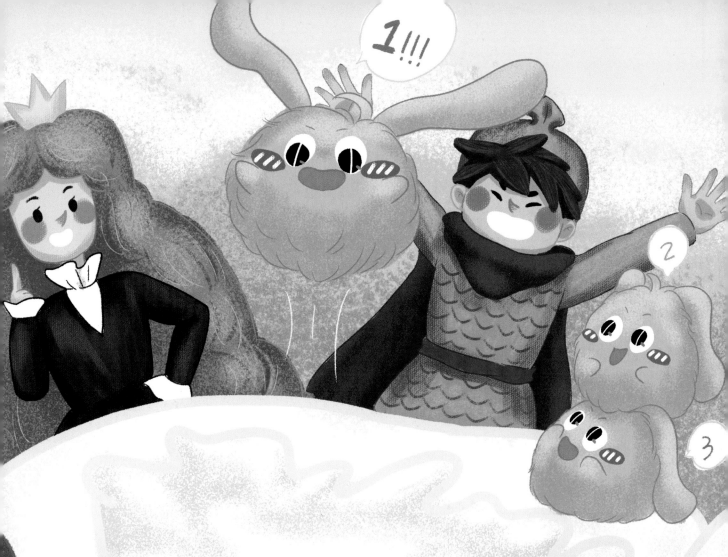

　　萌牙精灵们激动不已，想立刻跳上去玩耍。啵啵女王赶紧制止，说："危险！这些'奶油'还是软的呢，现在跳到上面，会陷进去的！"

　　"那它什么时候才会变硬呢？"萌牙骑士也很好奇。

　　"有阳光照射的话，很快，我们一起来倒数吧。"

　　"好！"萌牙精灵们一起大喊，"3——2——1——"

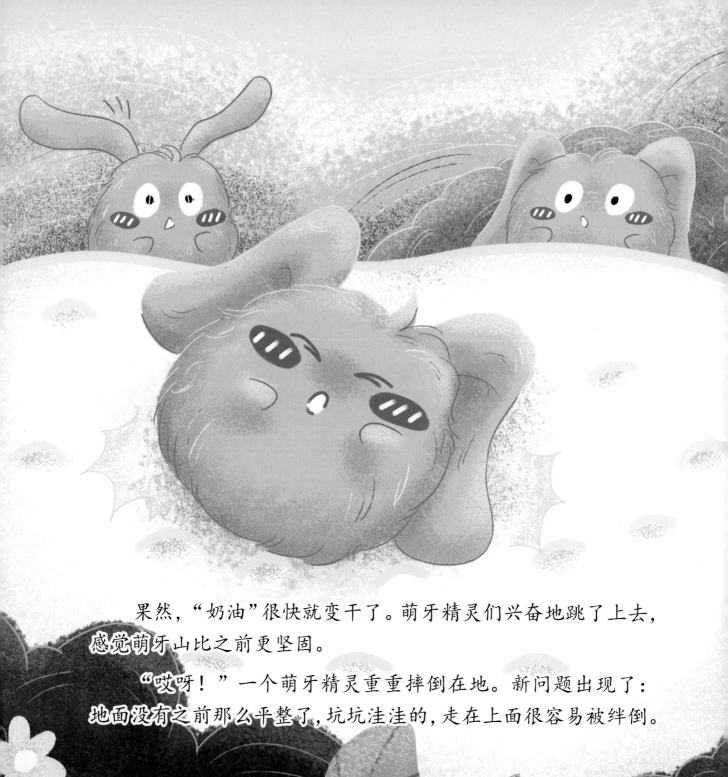

　　果然，"奶油"很快就变干了。萌牙精灵们兴奋地跳了上去，感觉萌牙山比之前更坚固。

　　"哎呀！"一个萌牙精灵重重摔倒在地。新问题出现了：地面没有之前那么平整了，坑坑洼洼的，走在上面很容易被绊倒。

"别担心，还有最后一道工序。"啵啵女王说，"我们还需要把地面打磨平整。"

在啵啵女王的指挥下，萌牙骑士和萌牙精灵们一起，用砂轮把地面打磨得像镜子一样平滑。

萌牙山一切完好如初，就像从来没有被细菌强盗挖过，也从来没有修补过一样。

不过，啵啵女王还有话要说："虽然破洞已经被修补好了，但大家还是要加强巡逻，做好每日清洁哦。要时刻提防细菌强盗再来捣乱。"

萌牙骑士低头看了看自己的新铠甲，觉得肩上的责任更重了。

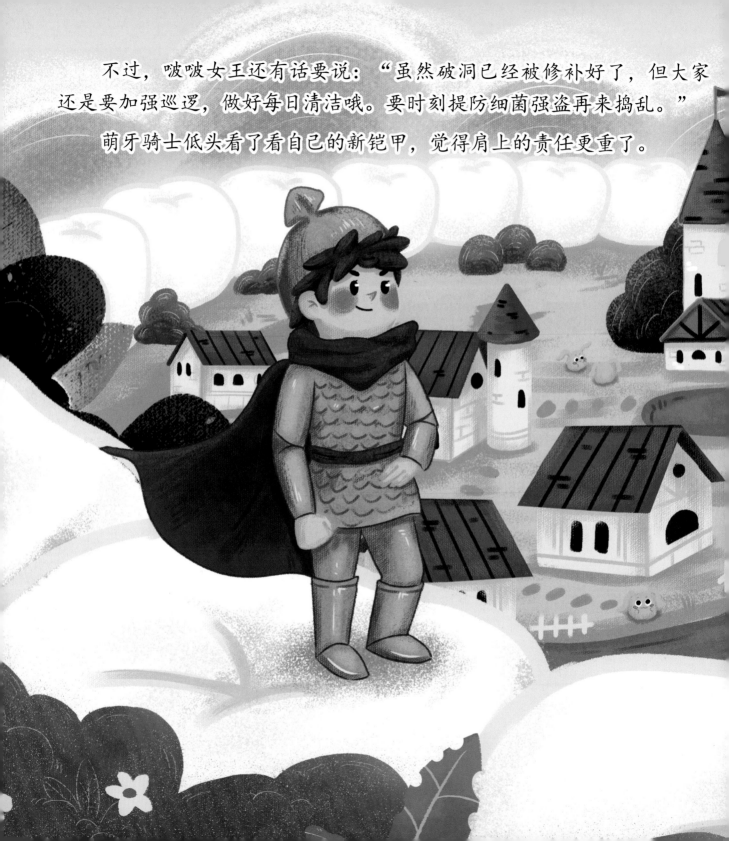

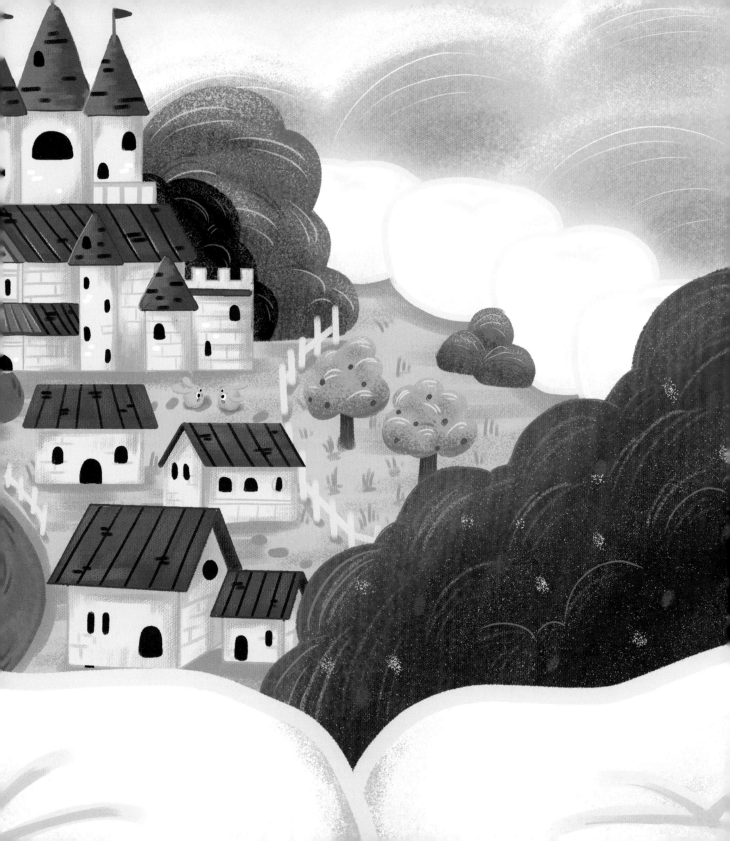

# 薇薇阿姨来答疑

Q: 小朋友的牙齿坏到什么程度就需要修补？

A: 牙齿只要有龋坏就应该修补。不同的龋坏深度，对应不同的修补方式。龋病不具有自限性，如果不及时治疗，就会持续进展。

Q: 补过的牙需要什么特殊照顾吗？和正常的牙有什么不同？

A: 补过的牙齿更需要好好爱护，并且注意清洁。和正常的牙齿相比，补过的牙齿最大的特点就是具有"界面"。两种不同物质的交界面，就叫作"界面"，这个地方是最容易产生渗漏的，所以平时要注意加强这些部位的清洁。

Q: 补过的牙可以维持多久？需要定期"保养"吗？

A: 补过的牙已经不是一颗"原装"牙，所以无法准确判断其维持的时间。只有认真清洁，注意维护口腔卫生，才能尽可能延长它的寿命。

**图书在版编目（CIP）数据**

保卫萌牙山．破洞不见啦 / 郑黎薇著；言九九绘
. 一 成都：四川大学出版社，2024.4
ISBN 978-7-5690-6859-7

Ⅰ．①保… Ⅱ．①郑… ②言… Ⅲ．①牙－保健－少
儿读物 Ⅳ．① R78-49

中国国家版本馆 CIP 数据核字（2024）第 096700 号

书　　名：保卫萌牙山·破洞不见啦
　　　　　Baowei Mengya Shan · Podong Bujian la
著　　者：郑黎薇
绘　　者：言九九
-------------------------------------------------------------
出 版 人：侯宏虹
总 策 划：张宏辉
选题策划：侯宏虹　宋彦博
责任编辑：宋彦博
特约编辑：韩思颖
责任校对：吴连英
装帧设计：胜翔设计
责任印制：王　炜
-------------------------------------------------------------
出版发行：四川大学出版社有限责任公司
　　　　　地址：成都市一环路南一段 24 号（610065）
　　　　　电话：（028）85408311（发行部）、85400276（总编室）
　　　　　电子邮箱：scupress@vip.163.com
　　　　　网址：https://press.scu.edu.cn
印前制作：四川胜翔数码印务设计有限公司
印刷装订：四川华龙印务有限公司
-------------------------------------------------------------
成品尺寸：210mm×223mm
印　　张：8（全 4 册）
字　　数：48 千字（全 4 册）
-------------------------------------------------------------
版　　次：2024 年 5 月 第 1 版
印　　次：2024 年 5 月 第 1 次印刷
定　　价：180.00 元（全 4 册）
-------------------------------------------------------------
本社图书如有印装质量问题，请联系发行部调换

扫码获取数字资源

四川大学出版社
微信公众号

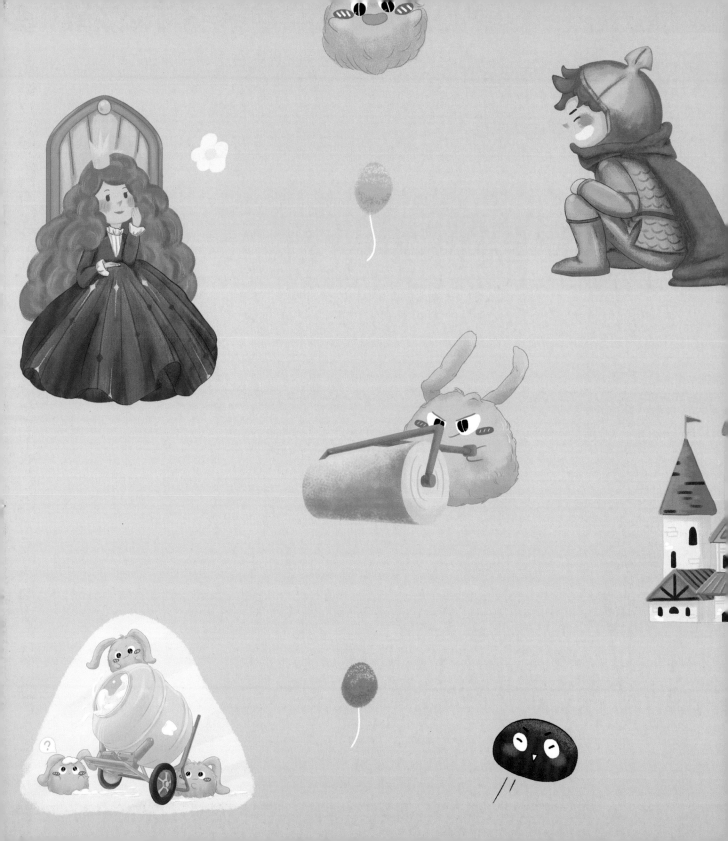

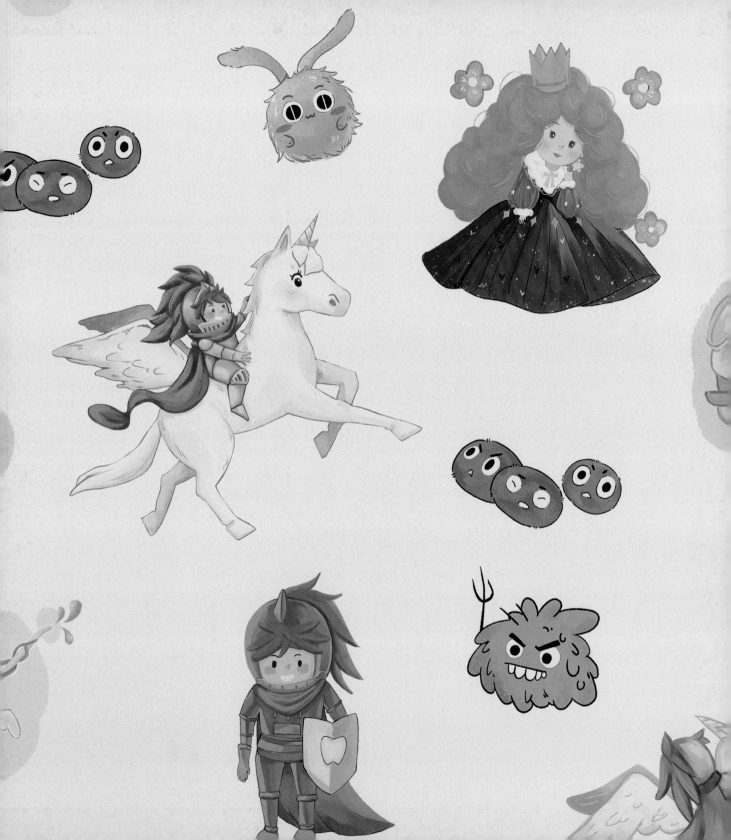

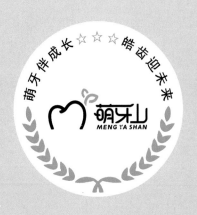

# 深不见底的溶洞

## ——根管治疗是怎么一回事？

郑黎薇◎著　言九九◎绘

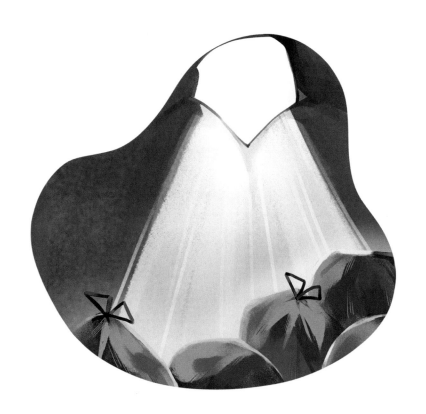

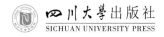
四川大学出版社
SICHUAN UNIVERSITY PRESS

自从将细菌强盗留下的大洞修补如初后，又过去了几个月。

萌牙骑士遵照啵啵女王的吩咐，每天在萌牙山上仔细巡逻，以防细菌强盗再次出现。萌牙精灵们每天也都勤勤恳恳地工作着。

在他们的细心照看下，萌牙山脉一天比一天高大。啵啵女王看在眼里，喜在心头。

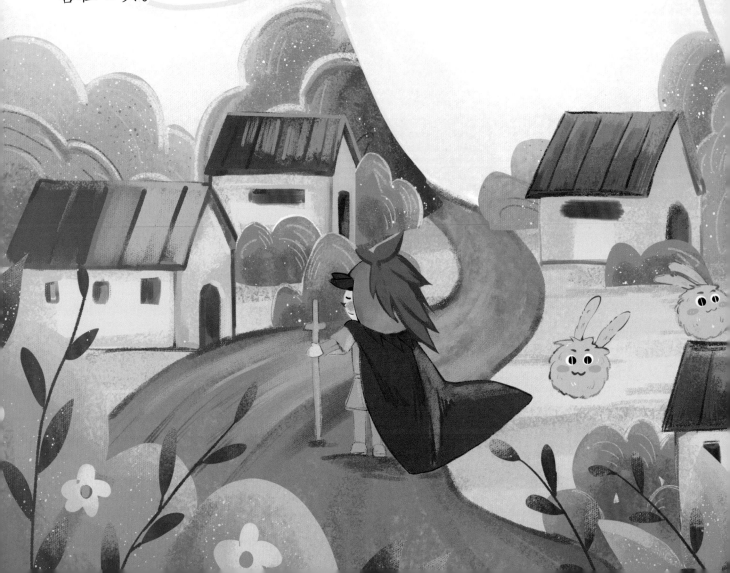

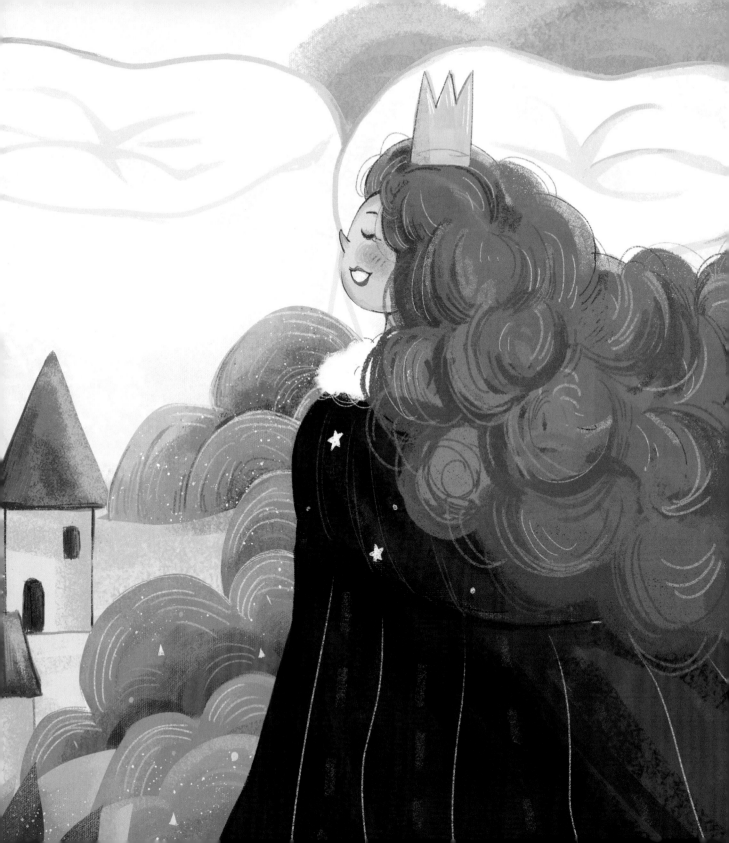

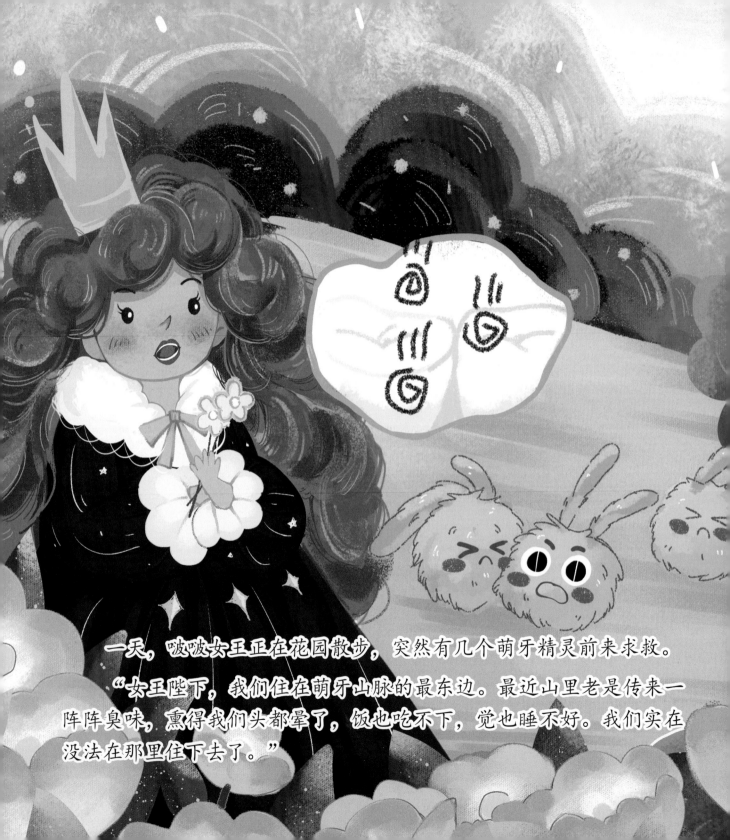

一天，啵啵女王正在花园散步，突然有几个萌牙精灵前来求救。

"女王陛下，我们住在萌牙山脉的最东边。最近山里老是传来一阵阵臭味，熏得我们头都晕了，饭也吃不下，觉也睡不好。我们实在没法在那里住下去了。"

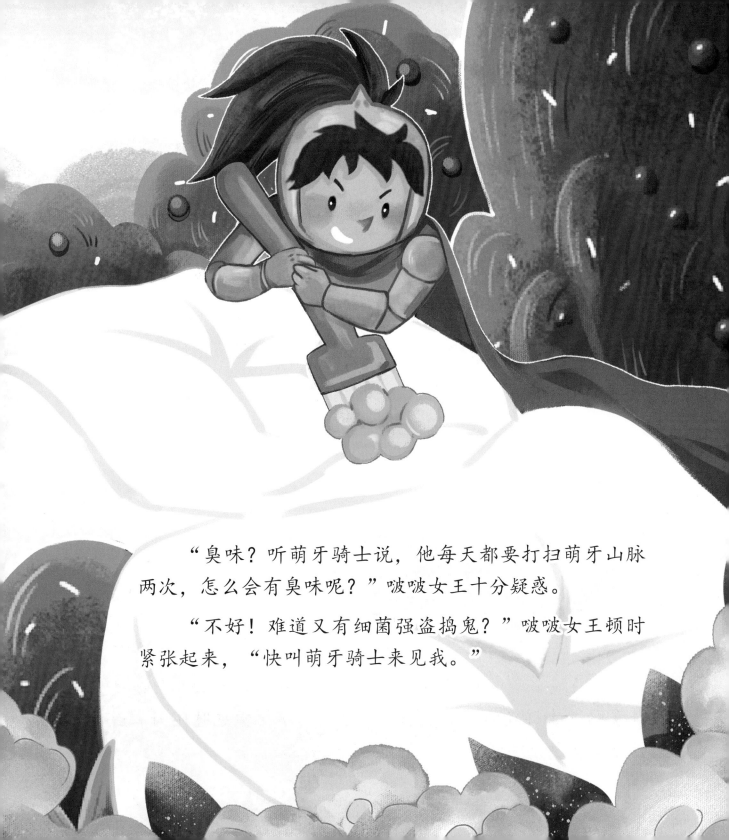

"臭味？听萌牙骑士说，他每天都要打扫萌牙山脉两次，怎么会有臭味呢？"啵啵女王十分疑惑。

"不好！难道又有细菌强盗捣鬼？"啵啵女王顿时紧张起来，"快叫萌牙骑士来见我。"

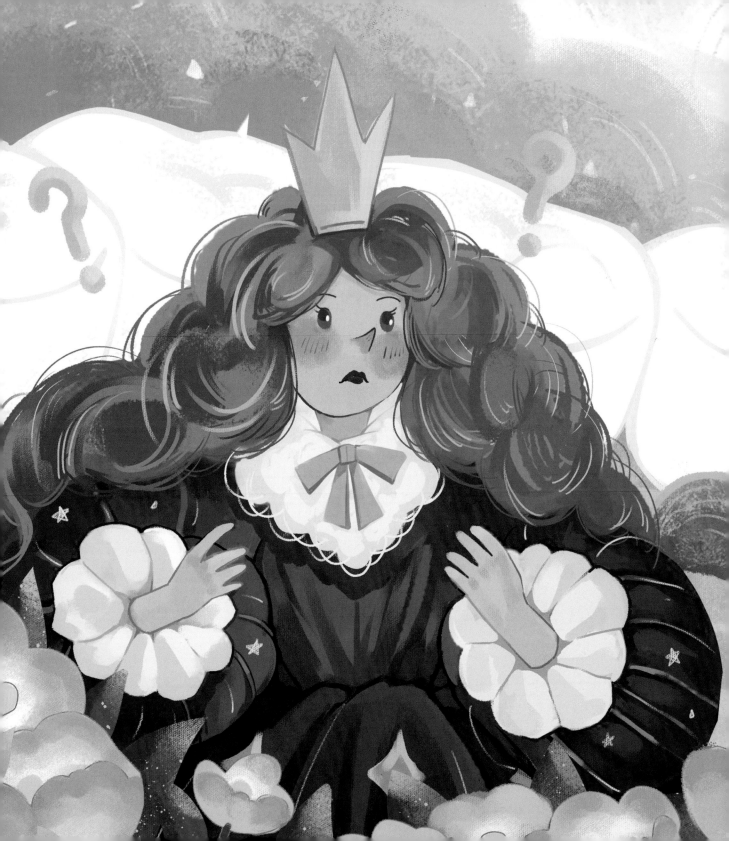

"你最近巡逻，有没有发现什么异常情况？"啵啵女王问萌牙骑士。

"一切正常！您看，萌牙山都变大了不少呢！"萌牙骑士骄傲地说。

"可有萌牙精灵说，最东边的山上老是散发出臭味。该不会又有细菌强盗捣鬼吧？"

"绝对不会！我每天巡逻好几遍呢！"

"那到底是怎么回事呢？"啵啵女王更加疑惑了，"请你再去巡逻，一定要仔细又仔细，发现任何异常情况，立刻向我报告。"

"是！"

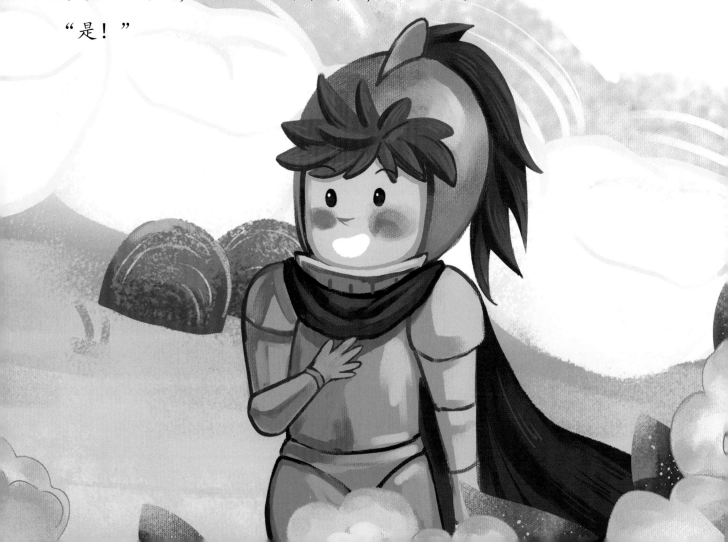

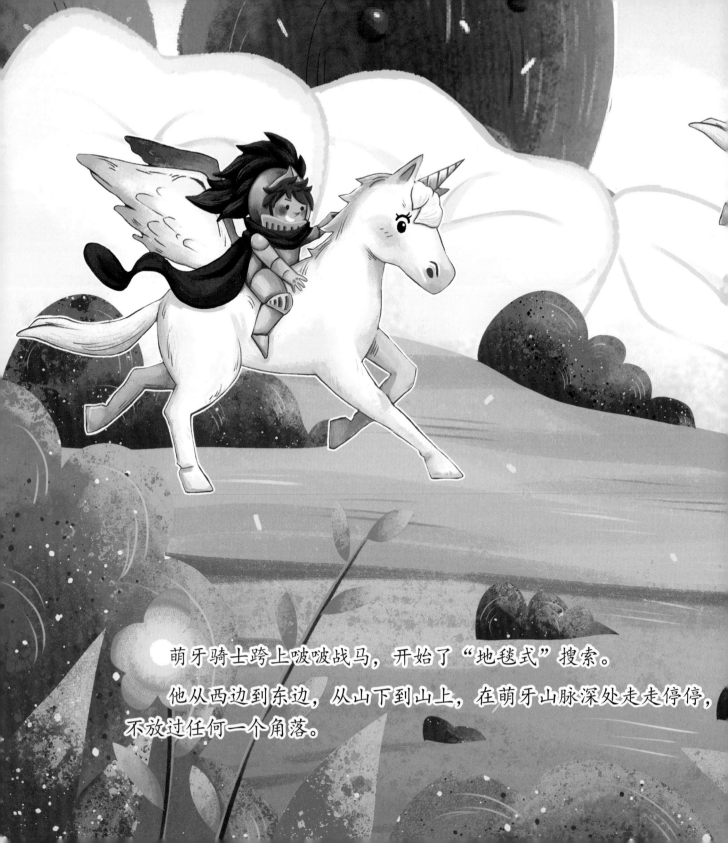

萌牙骑士跨上啵啵战马，开始了"地毯式"搜索。

他从西边到东边，从山下到山上，在萌牙山脉深处走走停停，不放过任何一个角落。

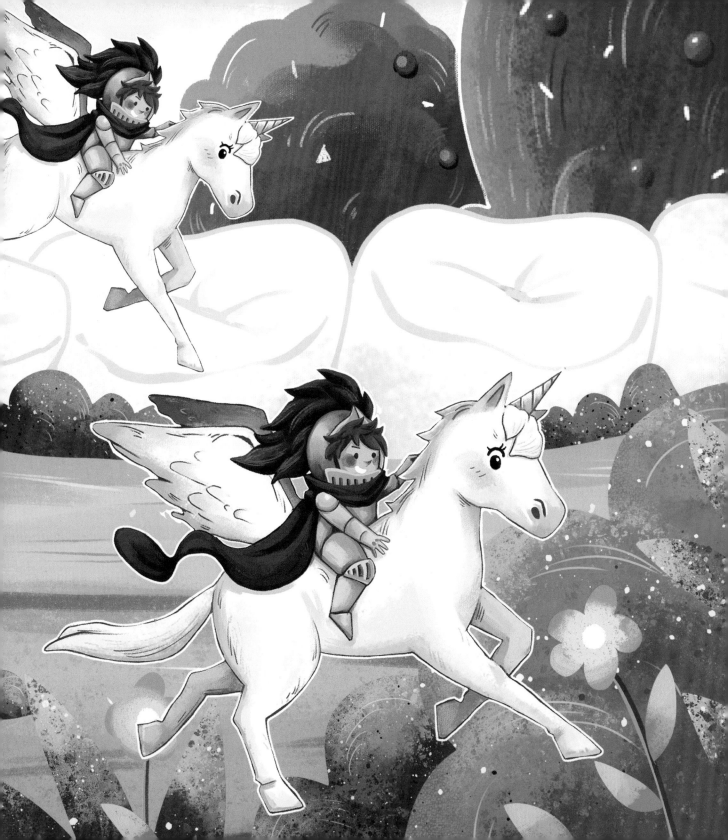

在经过大山背后的一片树林时，啵啵战马突然停住了脚步，还不停地摇头，好像发现了什么。萌牙骑士也隐隐约约闻到了一股臭味。

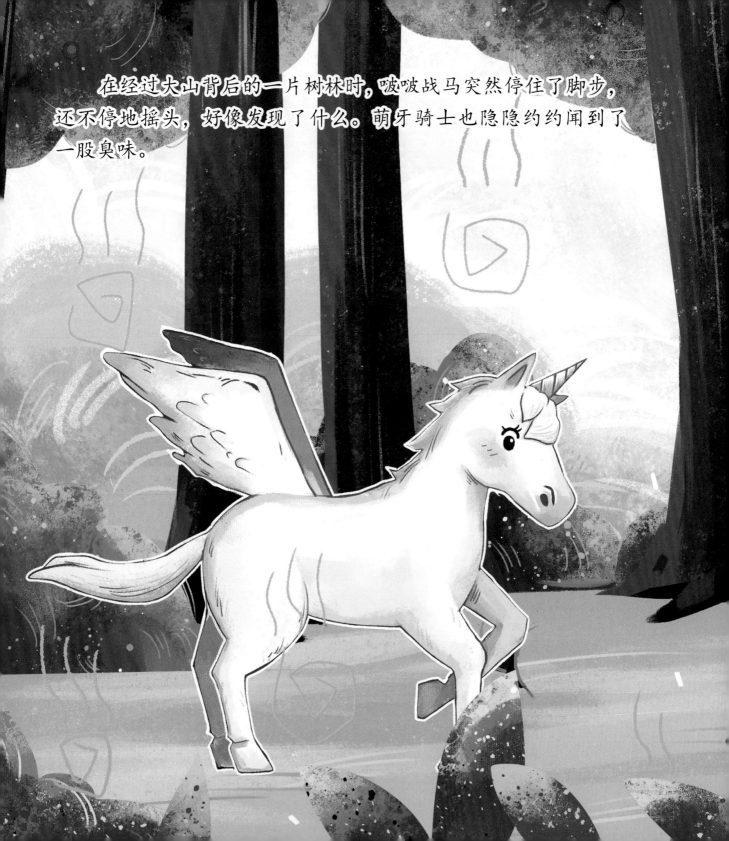

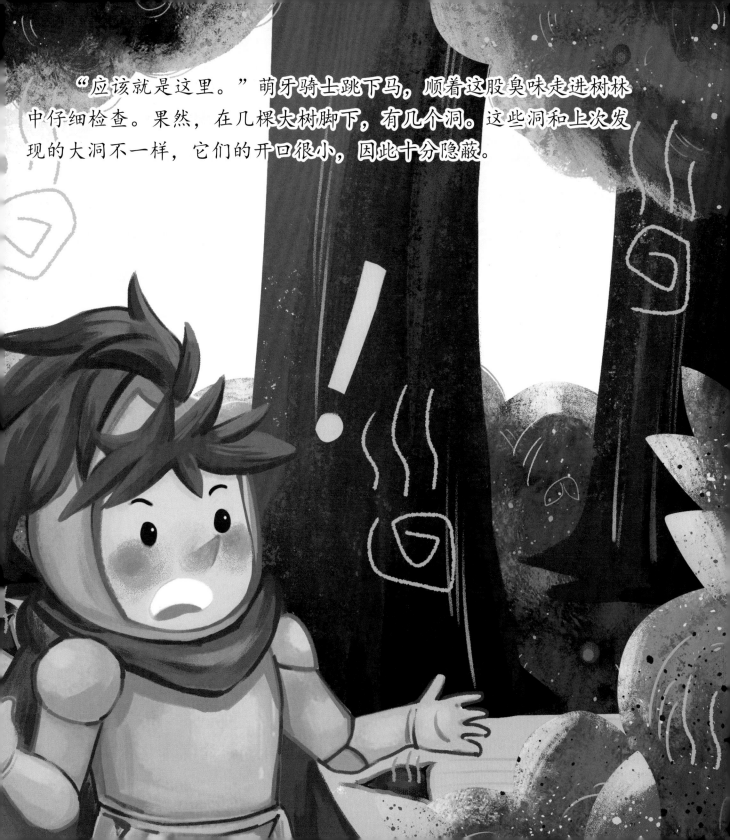

"应该就是这里。"萌牙骑士跳下马，顺着这股臭味走进树林中仔细检查。果然，在几棵大树脚下，有几个洞。这些洞和上次发现的大洞不一样，它们的开口很小，因此十分隐蔽。

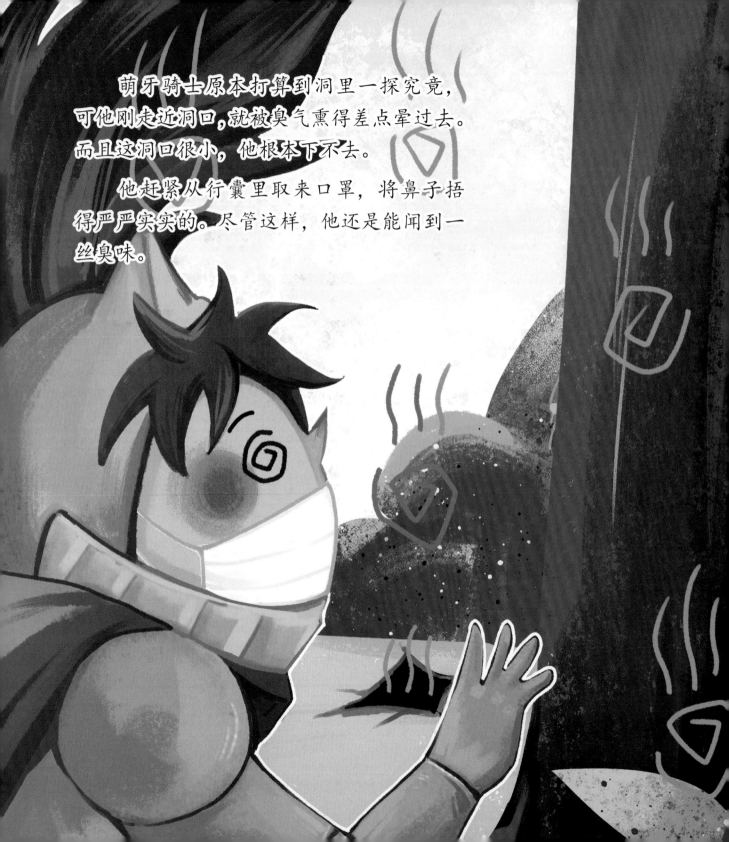

萌牙骑士原本打算到洞里一探究竟，可他刚走近洞口，就被臭气熏得差点晕过去。而且这洞口很小，他根本下不去。

他赶紧从行囊里取来口罩，将鼻子捂得严严实实的。尽管这样，他还是能闻到一丝臭味。

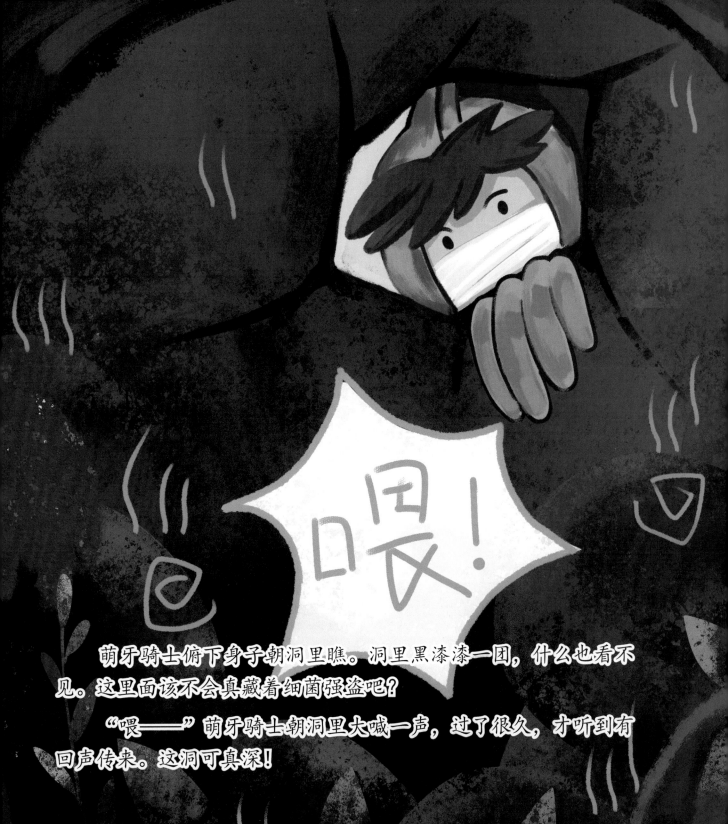

萌牙骑士俯下身子朝洞里瞧。洞里黑漆漆一团，什么也看不见。这里面该不会真藏着细菌强盗吧？

"喂——"萌牙骑士朝洞里大喊一声，过了很久，才听到有回声传来。这洞可真深！

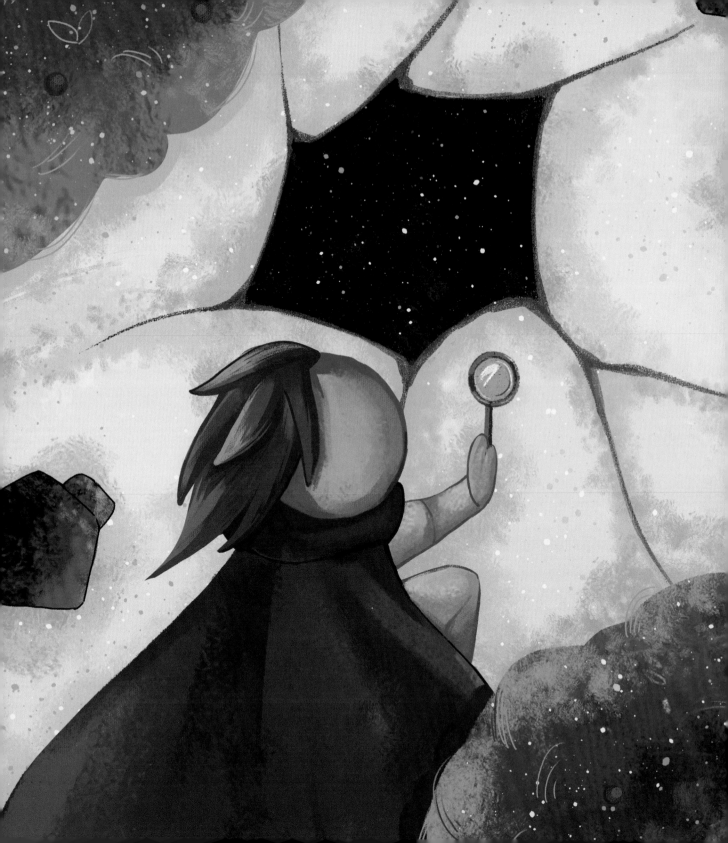

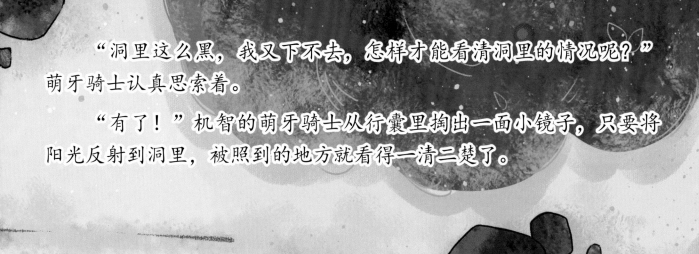

　　"洞里这么黑，我又下不去，怎样才能看清洞里的情况呢？"
萌牙骑士认真思索着。

　　"有了！"机智的萌牙骑士从行囊里掏出一面小镜子，只要将
阳光反射到洞里，被照到的地方就看得一清二楚了。

萌牙骑士借着阳光，仔细把洞里察看了一番。

这个洞就像一个溶洞。只见洞底散落着一些铁铲、铁镐，角落里还有一些锅碗瓢盆。它们看起来很久都没有用过了。

谨慎的萌牙骑士捡起一块小石头，轻轻扔进洞里。"砰——"除了石头落地的声音，再没有其他动静。他这才确认洞里没有细菌强盗。

"这应该是他们之前藏身的地方，现在已经被遗弃了。"

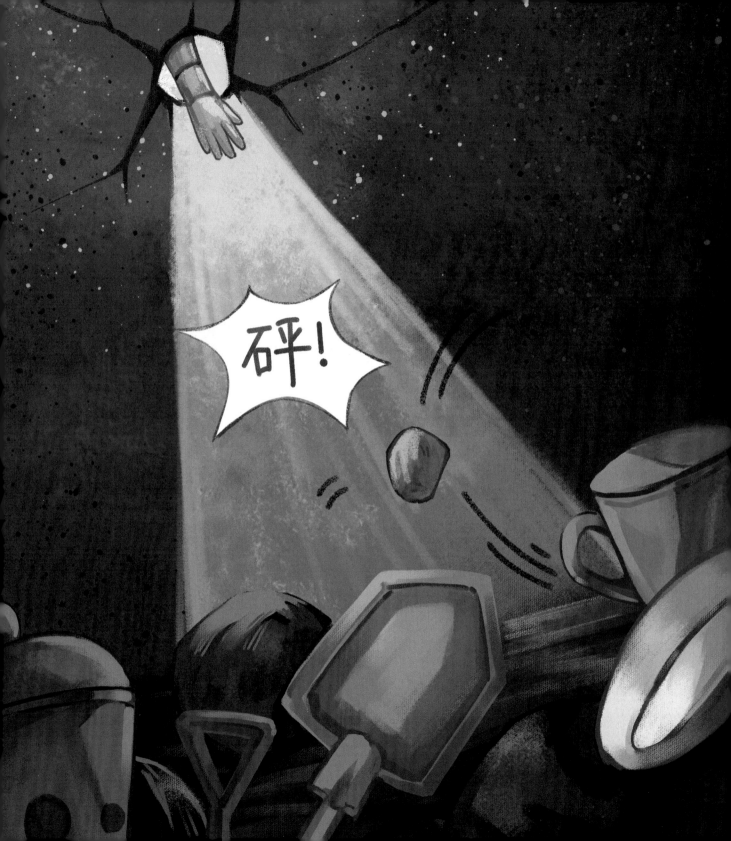

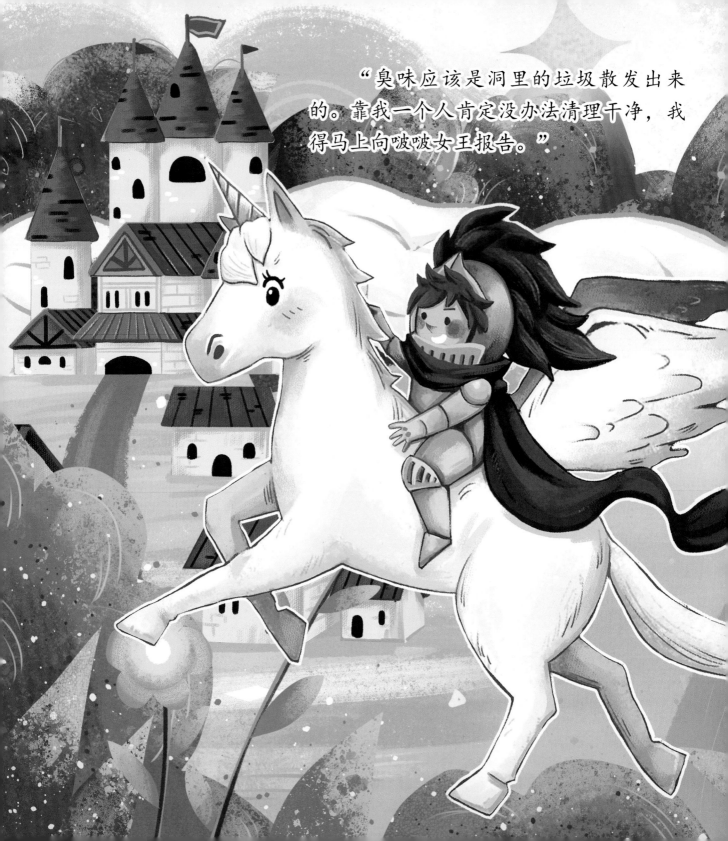

"臭味应该是洞里的垃圾散发出来的。靠我一个人肯定没办法清理干净，我得马上向啵啵女王报告。"

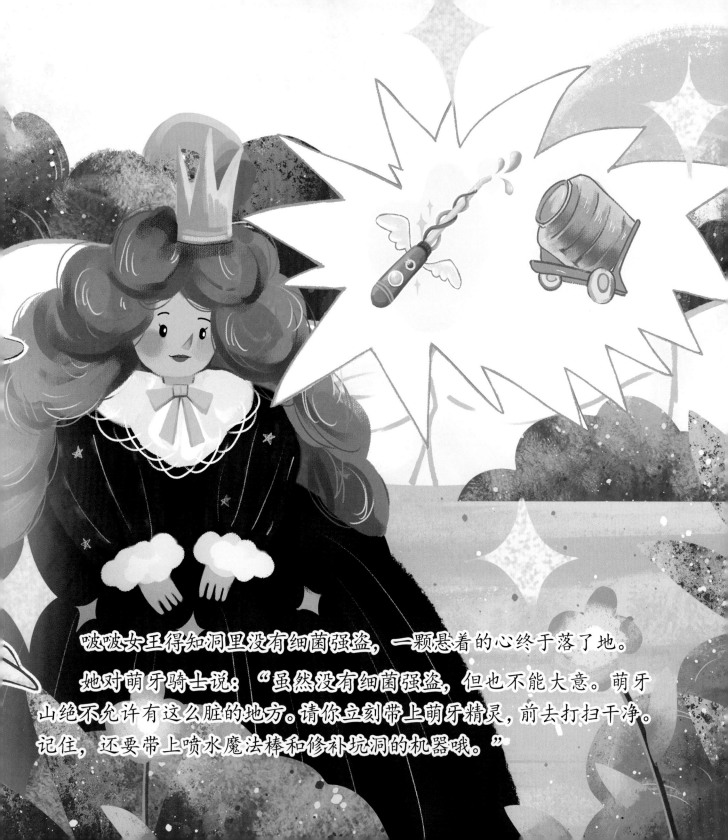

啵啵女王得知洞里没有细菌强盗，一颗悬着的心终于落了地。

她对萌牙骑士说："虽然没有细菌强盗，但也不能大意。萌牙山绝不允许有这么脏的地方。请你立刻带上萌牙精灵，前去打扫干净。记住，还要带上喷水魔法棒和修补坑洞的机器哦。"

萌牙骑士和萌牙精灵们来到了洞旁。他们先试着用钻头把洞口扩大一点，这样方便清理。但也不能扩得太大，否则会破坏山体。

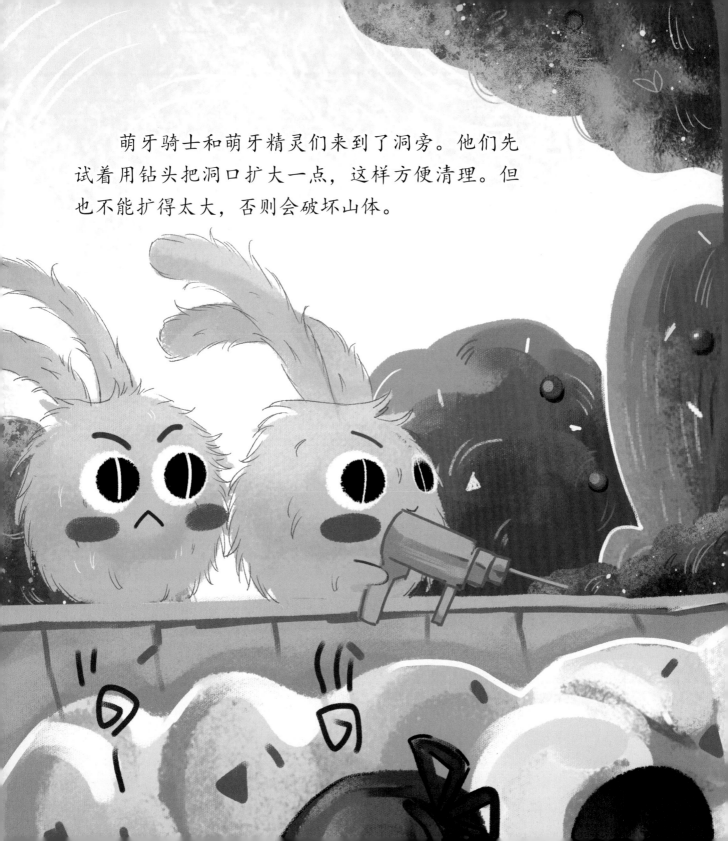

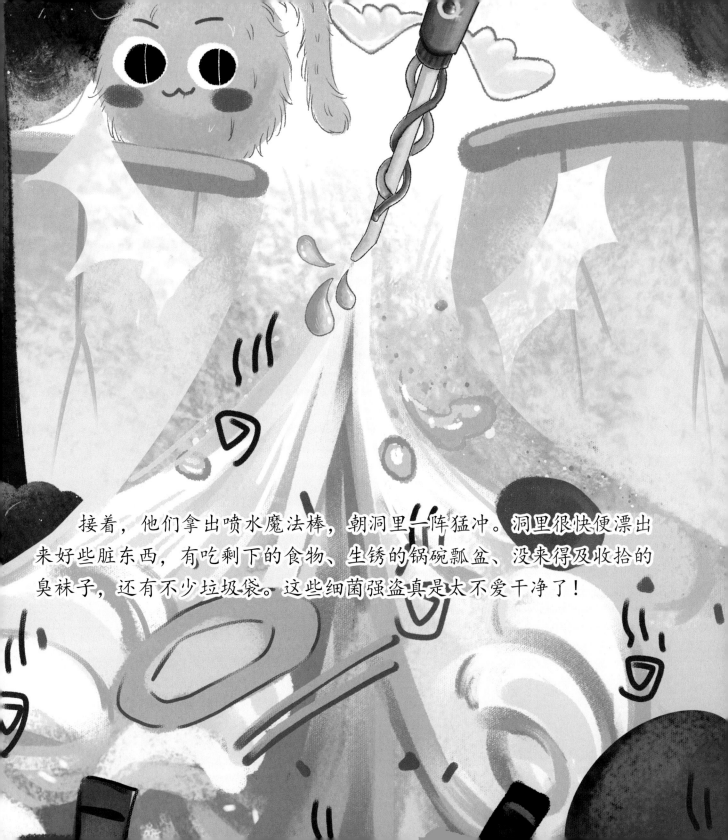

接着，他们拿出喷水魔法棒，朝洞里一阵猛冲。洞里很快便漂出来好些脏东西，有吃剩下的食物、生锈的锅碗瓢盆、没来得及收拾的臭袜子，还有不少垃圾袋。这些细菌强盗真是太不爱干净了！

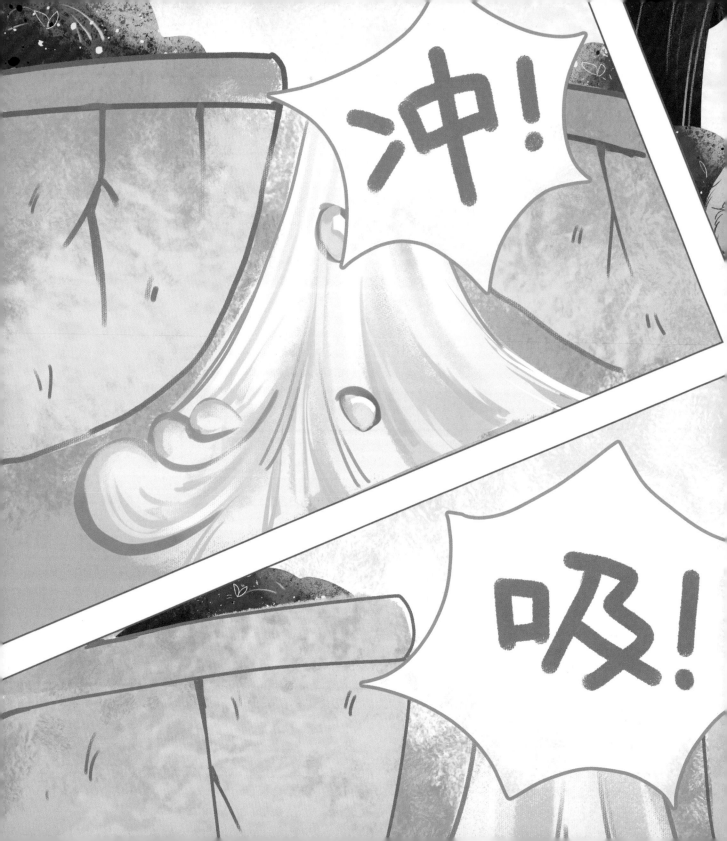

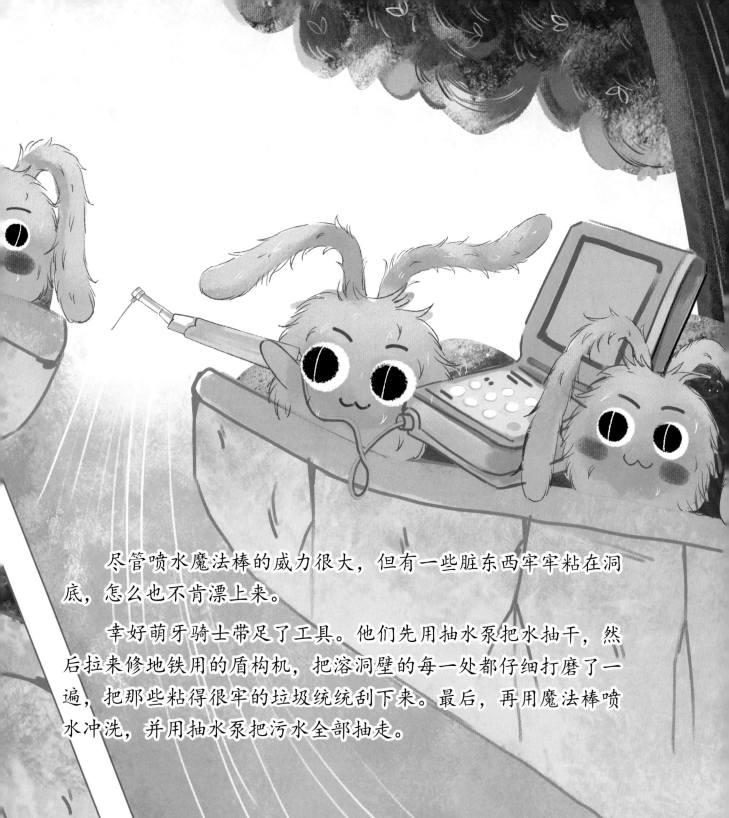

　　尽管喷水魔法棒的威力很大，但有一些脏东西牢牢粘在洞底，怎么也不肯漂上来。

　　幸好萌牙骑士带足了工具。他们先用抽水泵把水抽干，然后拉来修地铁用的盾构机，把溶洞壁的每一处都仔细打磨了一遍，把那些粘得很牢的垃圾统统刮下来。最后，再用魔法棒喷水冲洗，并用抽水泵把污水全部抽走。

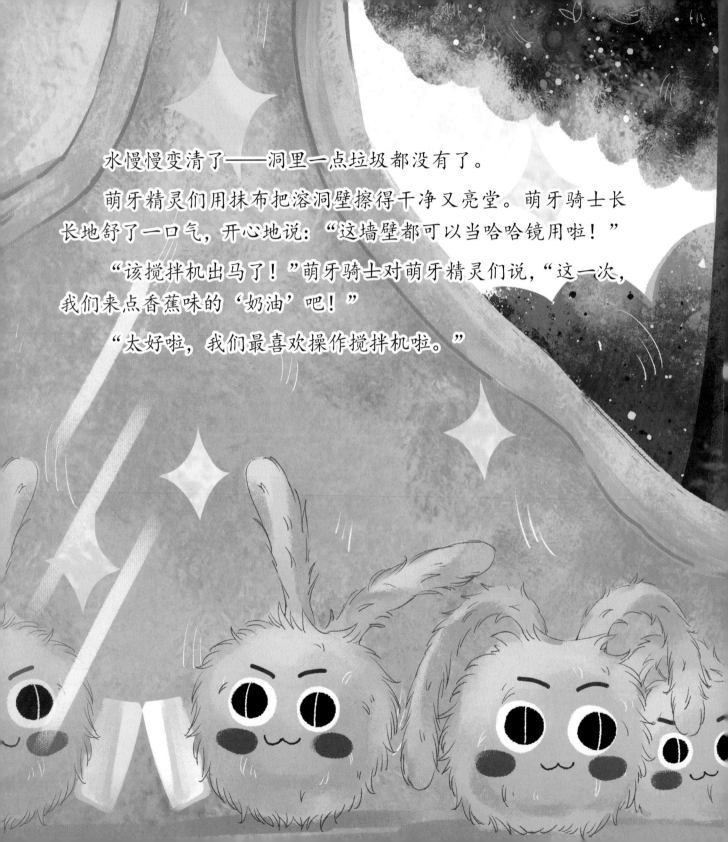

水慢慢变清了——洞里一点垃圾都没有了。

萌牙精灵们用抹布把溶洞壁擦得干净又亮堂。萌牙骑士长长地舒了一口气，开心地说："这墙壁都可以当哈哈镜用啦！"

"该搅拌机出马了！"萌牙骑士对萌牙精灵们说，"这一次，我们来点香蕉味的'奶油'吧！"

"太好啦，我们最喜欢操作搅拌机啦。"

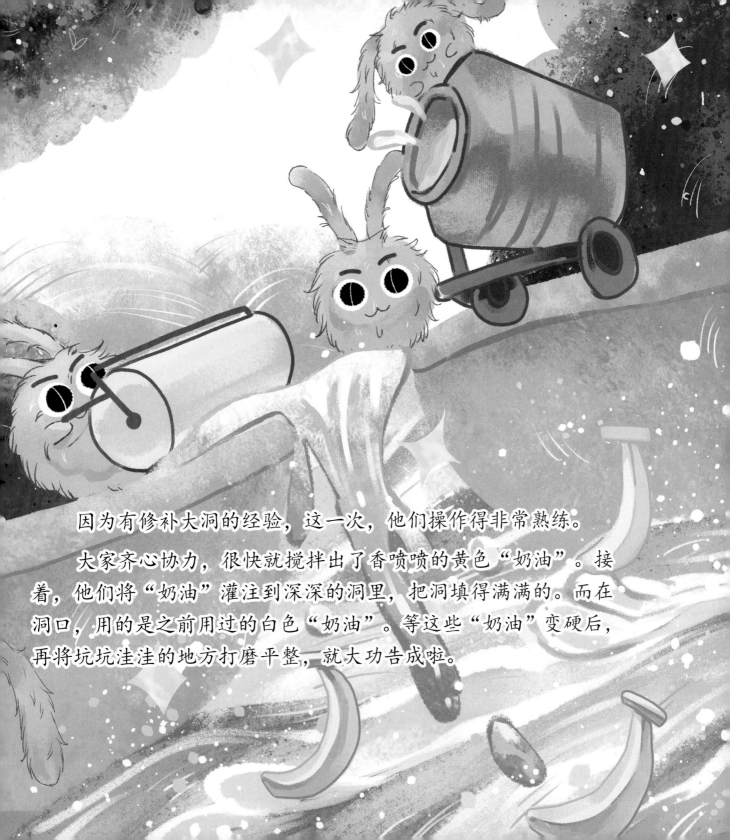

因为有修补大洞的经验，这一次，他们操作得非常熟练。

大家齐心协力，很快就搅拌出了香喷喷的黄色"奶油"。接着，他们将"奶油"灌注到深深的洞里，把洞填得满满的。而在洞口，用的是之前用过的白色"奶油"。等这些"奶油"变硬后，再将坑坑洼洼的地方打磨平整，就大功告成啦。

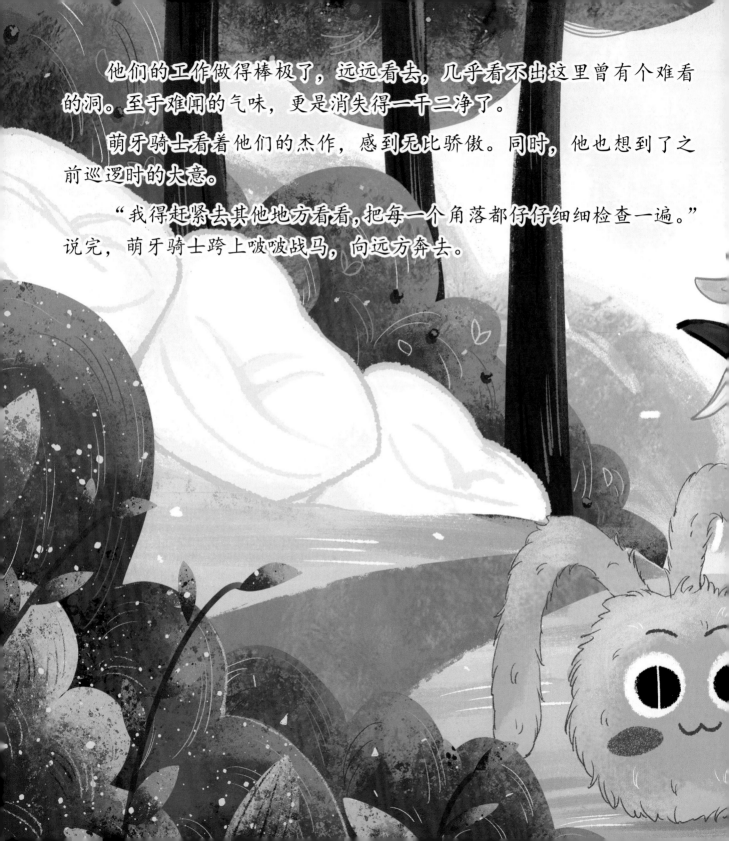

他们的工作做得棒极了，远远看去，几乎看不出这里曾有个难看的洞。至于难闻的气味，更是消失得一干二净了。

萌牙骑士看着他们的杰作，感到无比骄傲。同时，他也想到了之前巡逻时的大意。

"我得赶紧去其他地方看看，把每一个角落都仔仔细细检查一遍。"说完，萌牙骑士跨上啵啵战马，向远方奔去。

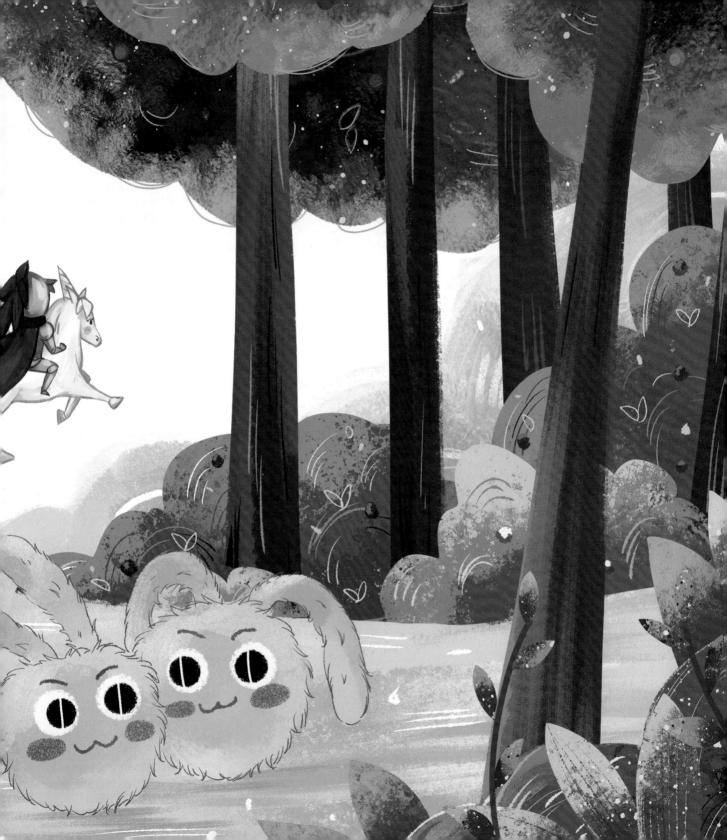

# 薇薇阿姨来答疑

Q：小朋友出现怎样的牙齿问题就需要做根管治疗？

A：当小朋友的虫牙严重，影响到牙神经的时候，就需要做根管治疗了。小朋友的根管治疗和成年人的根管治疗有很大区别，因此家长不用特别紧张。根管治疗有助于发炎的牙齿恢复正常，减小对恒牙牙胚的影响。

Q：为防止做过根管治疗的牙齿再次坏掉，需要做什么特殊护理吗？

A：做过根管治疗的牙齿更需要好好爱护。对于做过根管治疗的乳牙，建议套一个牙冠来保护，这样可以避免咀嚼时咬破这颗牙齿。同时，牙冠也能很好地保护牙齿表面，避免进一步龋坏。另外，不管做没做过根管治疗，都建议大家爱护口腔卫生，做好日常清洁。

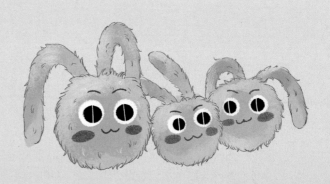

**图书在版编目（CIP）数据**

保卫萌牙山．深不见底的溶洞 / 郑黎薇著；言九九
绘．— 成都：四川大学出版社，2024.4
ISBN 978-7-5690-6859-7

Ⅰ．①保… Ⅱ．①郑… ②言… Ⅲ．①牙—保健—少
儿读物 Ⅳ．① R78-49

中国国家版本馆 CIP 数据核字（2024）第 096702 号

书　　　名：保卫萌牙山·深不见底的溶洞
　　　　　　Baowei Mengya Shan·Shenbujiandi de Rongdong
著　　　者：郑黎薇
绘　　　者：言九九
------------------------------------------------
出 版 人：侯宏虹
总 策 划：张宏辉
选题策划：侯宏虹　宋彦博
责任编辑：宋彦博
特约编辑：韩思颖
责任校对：吴连英
装帧设计：胜翔设计
责任印制：王　炜
------------------------------------------------
出版发行：四川大学出版社有限责任公司
　　　　　地址：成都市一环路南一段 24 号（610065）
　　　　　电话：（028）85408311（发行部）、85400276（总编室）
　　　　　电子邮箱：scupress@vip.163.com
　　　　　网址：https://press.scu.edu.cn
印前制作：四川胜翔数码印务设计有限公司
印刷装订：四川华龙印务有限公司
------------------------------------------------
成品尺寸：210mm×223mm
印　　张：8（全 4 册）
字　　数：48 千字（全 4 册）
------------------------------------------------
版　　次：2024 年 5 月 第 1 版
印　　次：2024 年 5 月 第 1 次印刷
定　　价：180.00 元（全 4 册）
------------------------------------------------
本社图书如有印装质量问题，请联系发行部调换

扫码获取数字资源

四川大学出版社
微信公众号

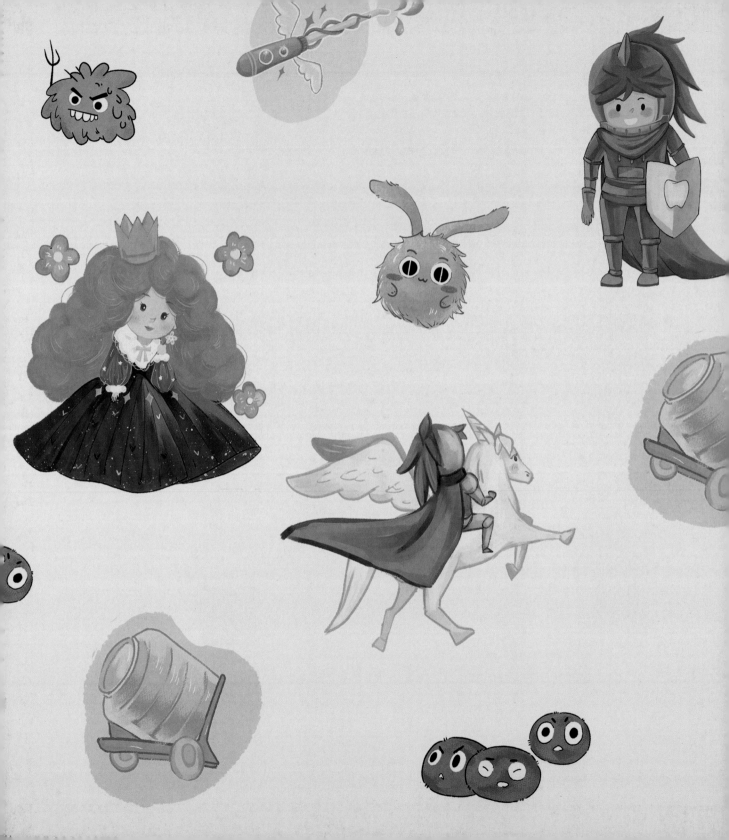

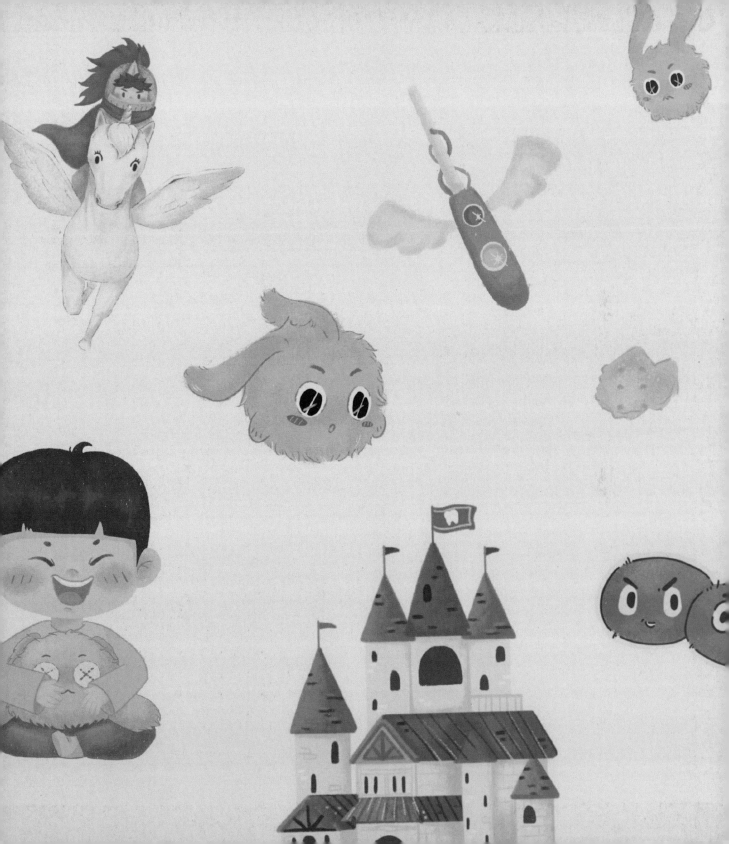

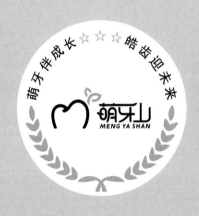

# 清理泥石流

## ——牙线有什么用？

郑黎薇◎著　言九九◎绘

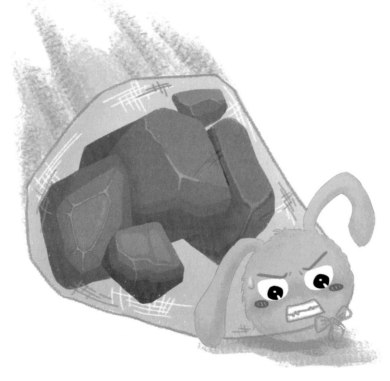

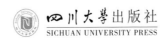

四川大学出版社

SICHUAN UNIVERSITY PRESS

萌牙山脉有 20 座小山，它们在啵啵女王、萌牙骑士的守护下，越来越闪耀，每一天都焕发着迷人的光彩。

萌牙精灵们最喜欢的事，就是坐着小火车，在山间穿梭。

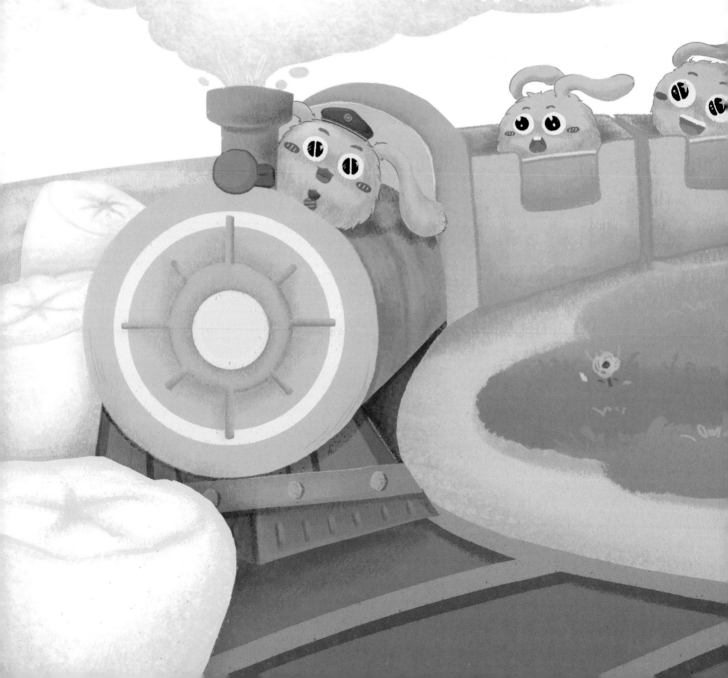

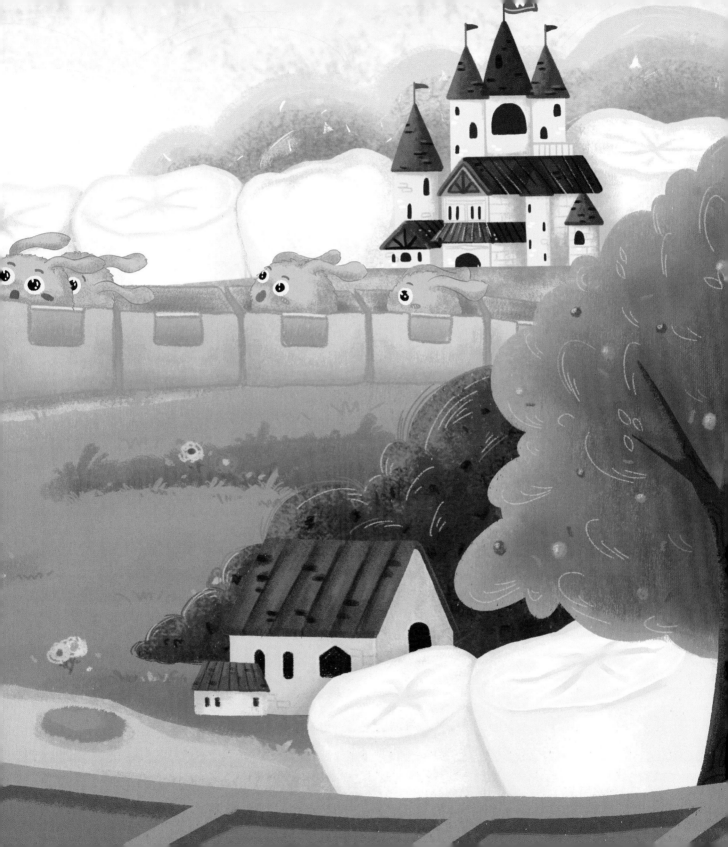

"哐当、哐当、哐当……"小火车每经过一座小山，他们都会兴奋地大喊山的名字。而山间的回声，是对他们热情的回应。

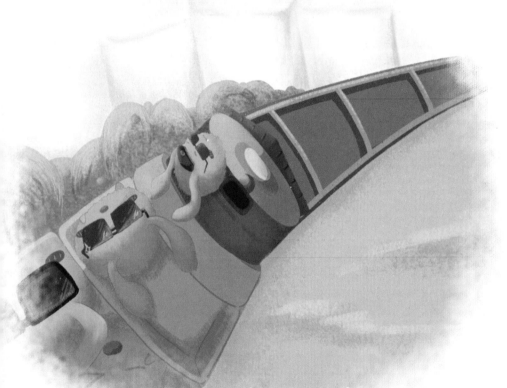

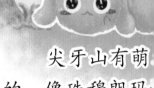

门牙山由几座并排的山组成，最引人注目。它们有开阔的山坡，光滑的山脊，反射出最耀眼的阳光。

尖牙山有萌
的，像珠穆朗玛
牙山，是这里的

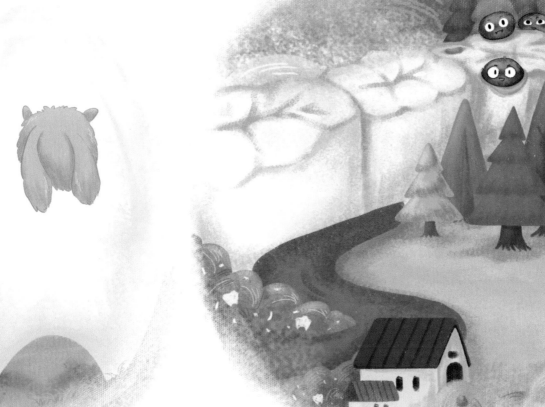

高的山峰，尖尖
耸入云。攀登尖
爱的运动。

磨牙山最绵长最广阔，那里有广袤的
森林，一望无垠。曾经，森林的深处藏着
臭名昭著的细菌强盗，萌牙精灵们从来不
会单独进入磨牙山的深处。

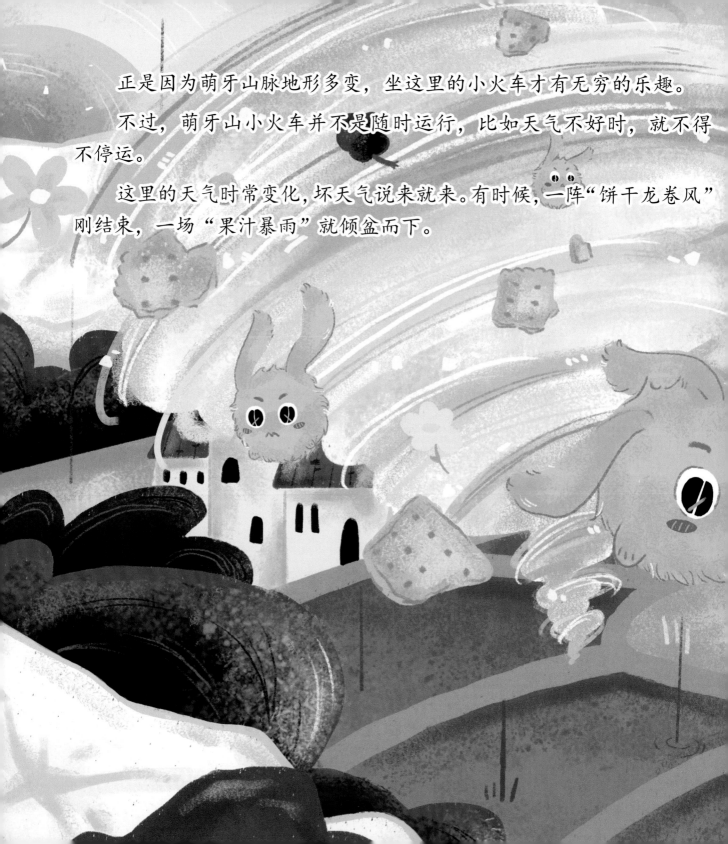

正是因为萌牙山脉地形多变，坐这里的小火车才有无穷的乐趣。

不过，萌牙山小火车并不是随时运行，比如天气不好时，就不得不停运。

这里的天气时常变化，坏天气说来就来。有时候，一阵"饼干龙卷风"刚结束，一场"果汁暴雨"就倾盆而下。

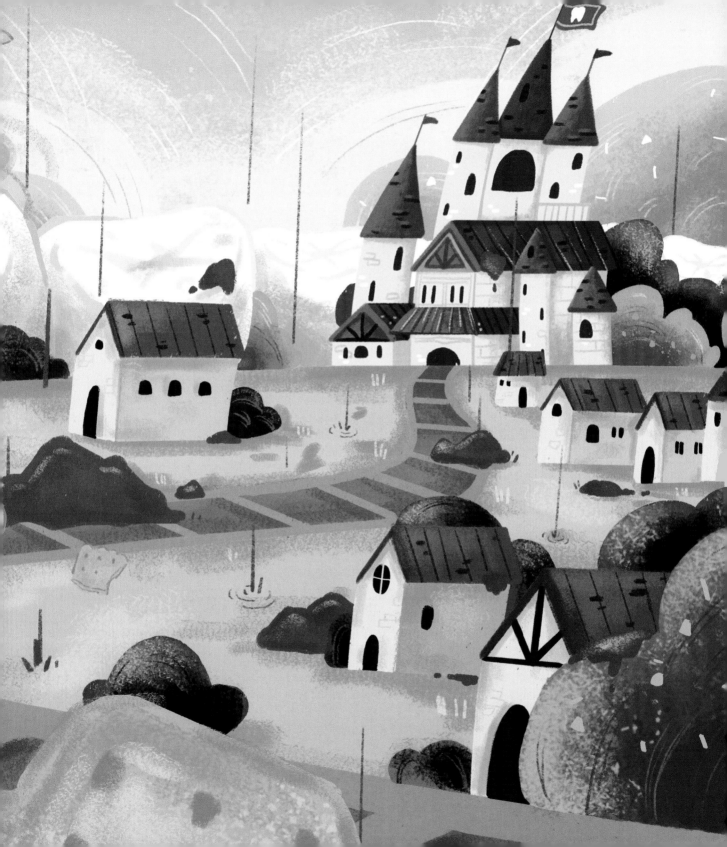

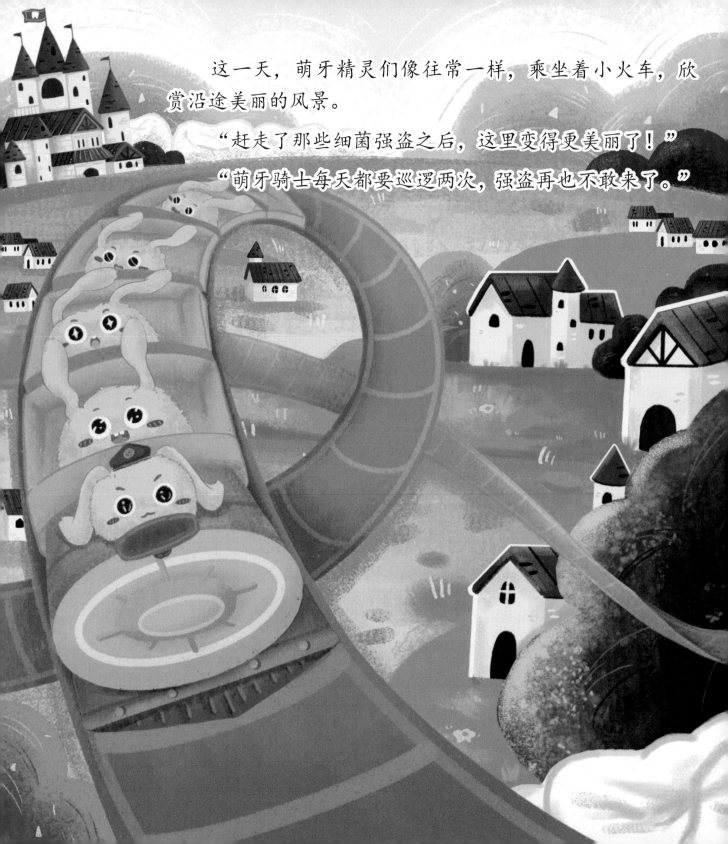

这一天，萌牙精灵们像往常一样，乘坐着小火车，欣赏沿途美丽的风景。

"赶走了那些细菌强盗之后，这里变得更美丽了！"

"萌牙骑士每天都要巡逻两次，强盗再也不敢来了。"

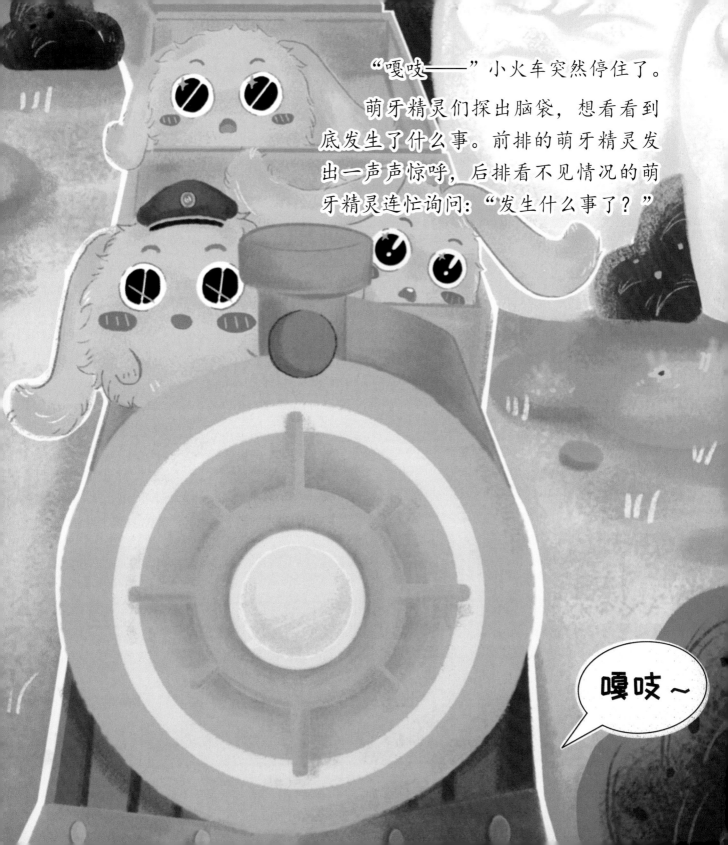

"嘎吱——"小火车突然停住了。

萌牙精灵们探出脑袋，想看看到底发生了什么事。前排的萌牙精灵发出一声声惊呼，后排看不见情况的萌牙精灵连忙询问："发生什么事了？"

嘎吱～

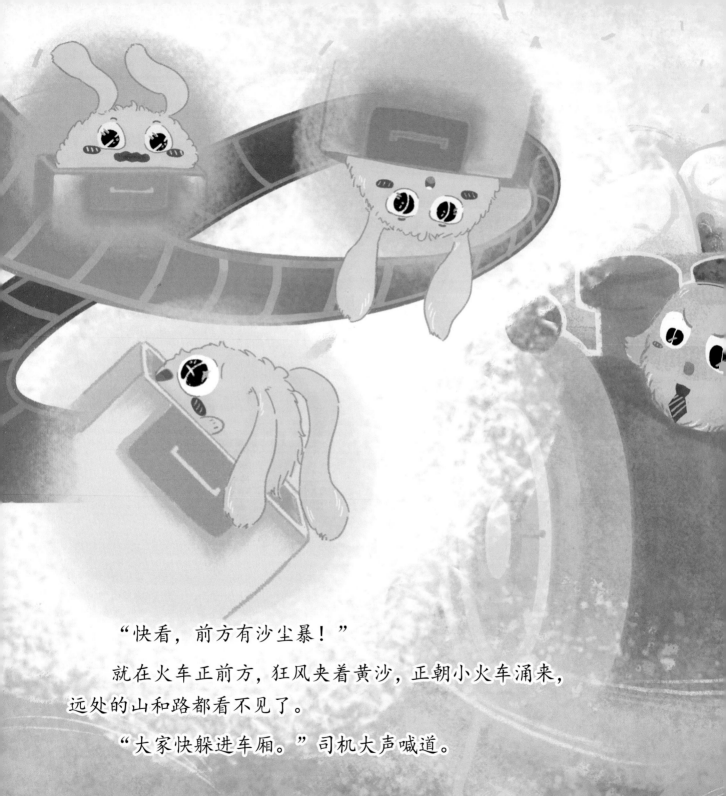

"快看，前方有沙尘暴！"

就在火车正前方，狂风夹着黄沙，正朝小火车涌来，远处的山和路都看不见了。

"大家快躲进车厢。"司机大声喊道。

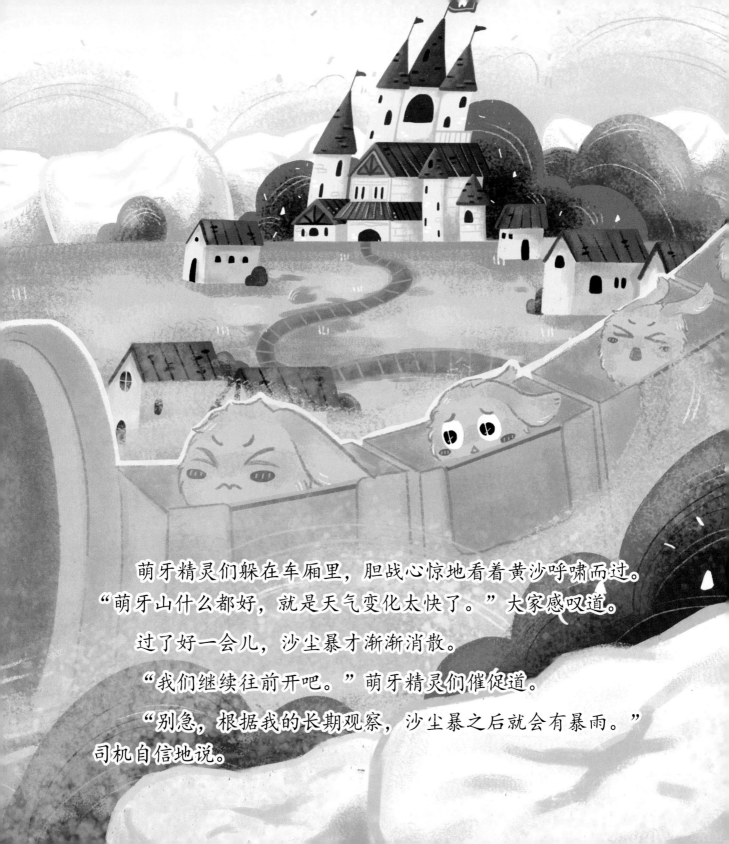

萌牙精灵们躲在车厢里，胆战心惊地看着黄沙呼啸而过。

"萌牙山什么都好，就是天气变化太快了。"大家感叹道。

过了好一会儿，沙尘暴才渐渐消散。

"我们继续往前开吧。"萌牙精灵们催促道。

"别急，根据我的长期观察，沙尘暴之后就会有暴雨。"司机自信地说。

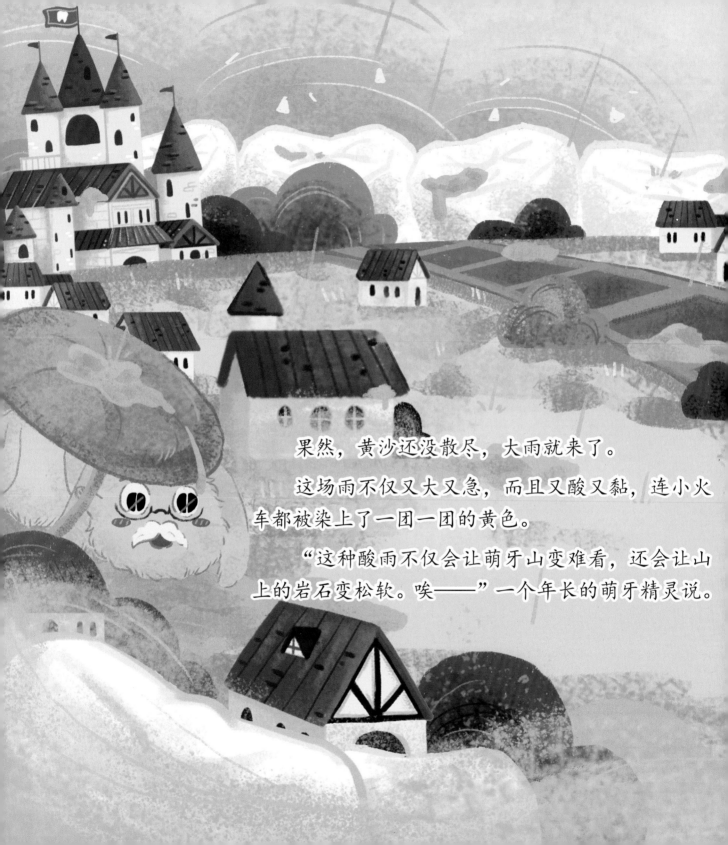

果然，黄沙还没散尽，大雨就来了。

这场雨不仅又大又急，而且又酸又黏，连小火车都被染上了一团一团的黄色。

"这种酸雨不仅会让萌牙山变难看，还会让山上的岩石变松软。唉——"一个年长的萌牙精灵说。

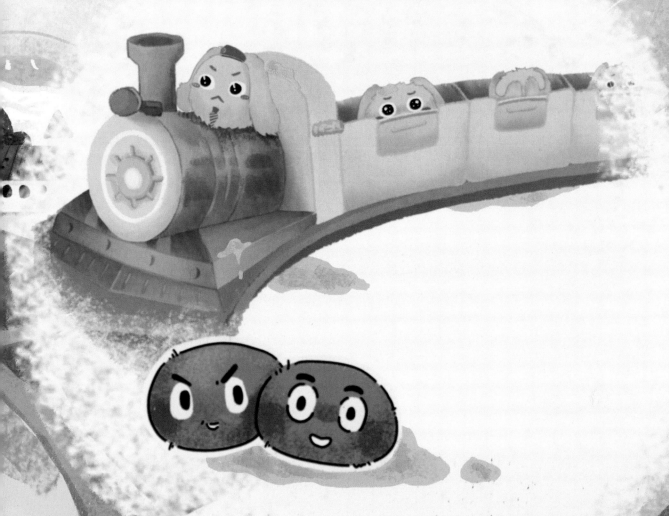

好在这场雨持续的时间不是很长，要不然小火车都要被冲跑了。

"趁雨停了，我们赶紧往前开吧。"

"不能往前了，刚刚接到消息，磨牙山发生泥石流，很多泥土从山上滑下来，道路都被阻断了！"

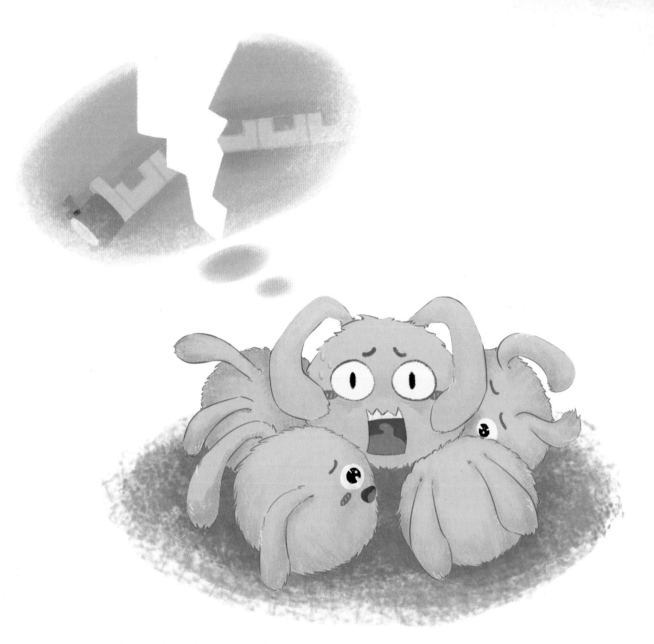

顿时，萌牙精灵们炸开了锅。

"这可怎么办呀！"

"这下我们回不了家了。"

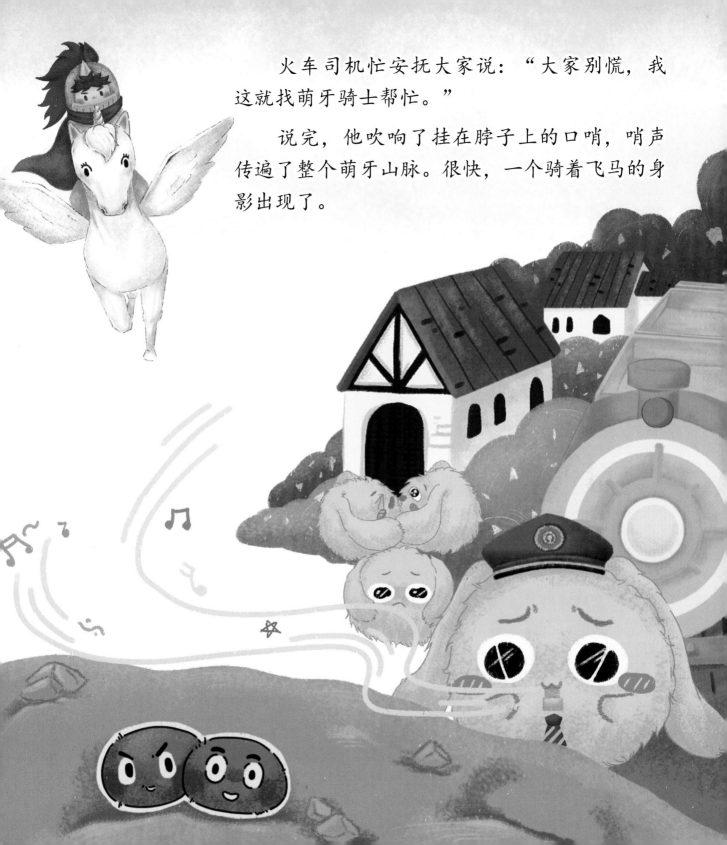

火车司机忙安抚大家说："大家别慌，我这就找萌牙骑士帮忙。"

说完，他吹响了挂在脖子上的口哨，哨声传遍了整个萌牙山脉。很快，一个骑着飞马的身影出现了。

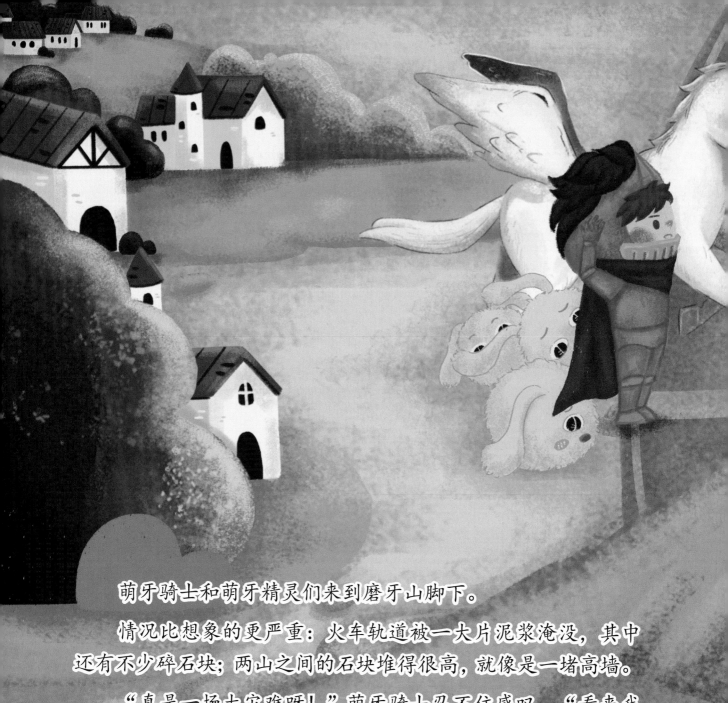

萌牙骑士和萌牙精灵们来到磨牙山脚下。

情况比想象的更严重：火车轨道被一大片泥浆淹没，其中还有不少碎石块；两山之间的石块堆得很高，就像是一堵高墙。

"真是一场大灾难呀！"萌牙骑士忍不住感叹，"看来我得派哐哐战马去取我的'超级武器'。"

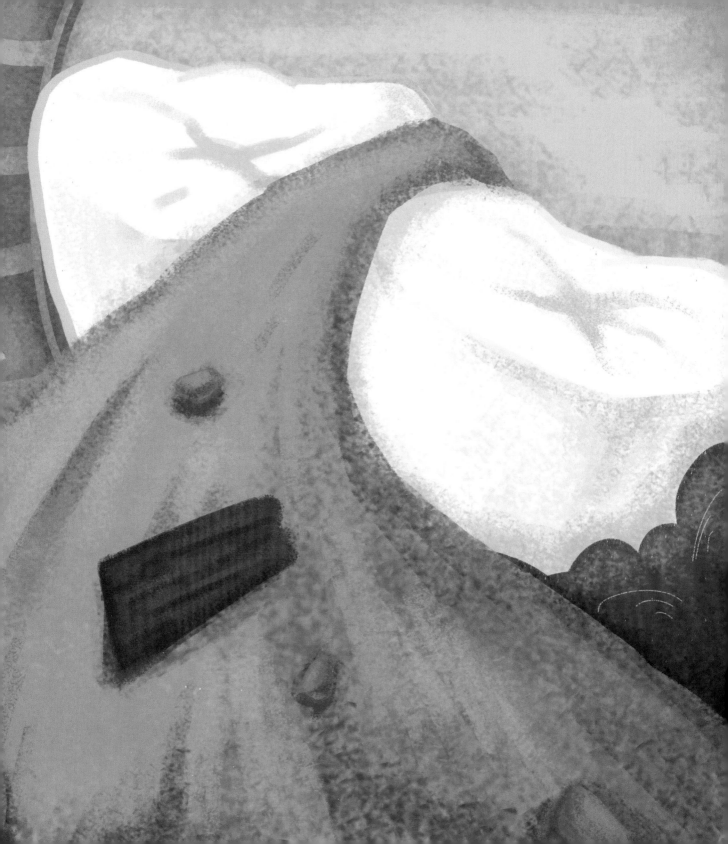

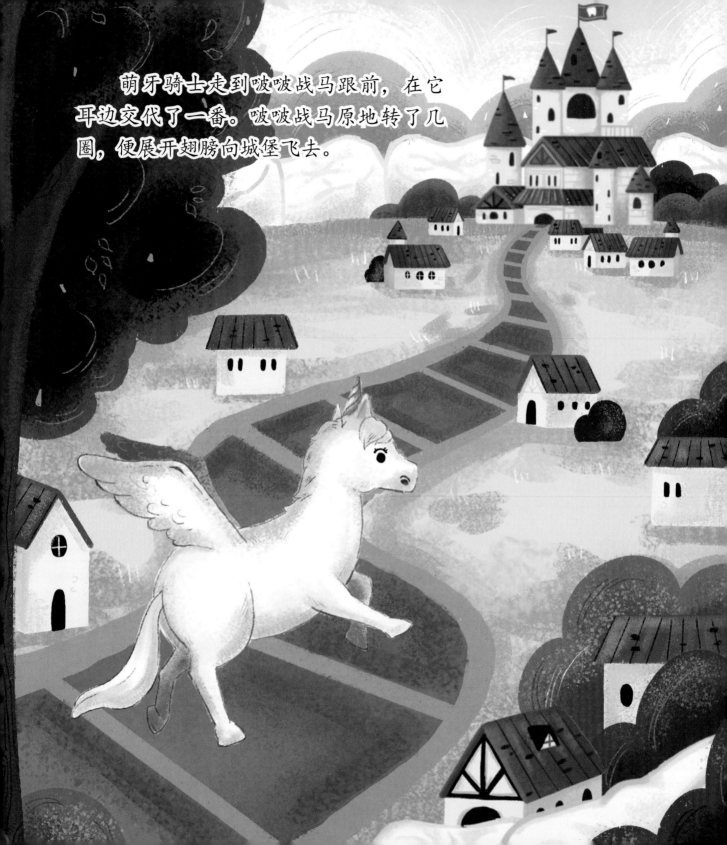

萌牙骑士走到啵啵战马跟前，在它耳边交代了一番。啵啵战马原地转了几圈，便展开翅膀向城堡飞去。

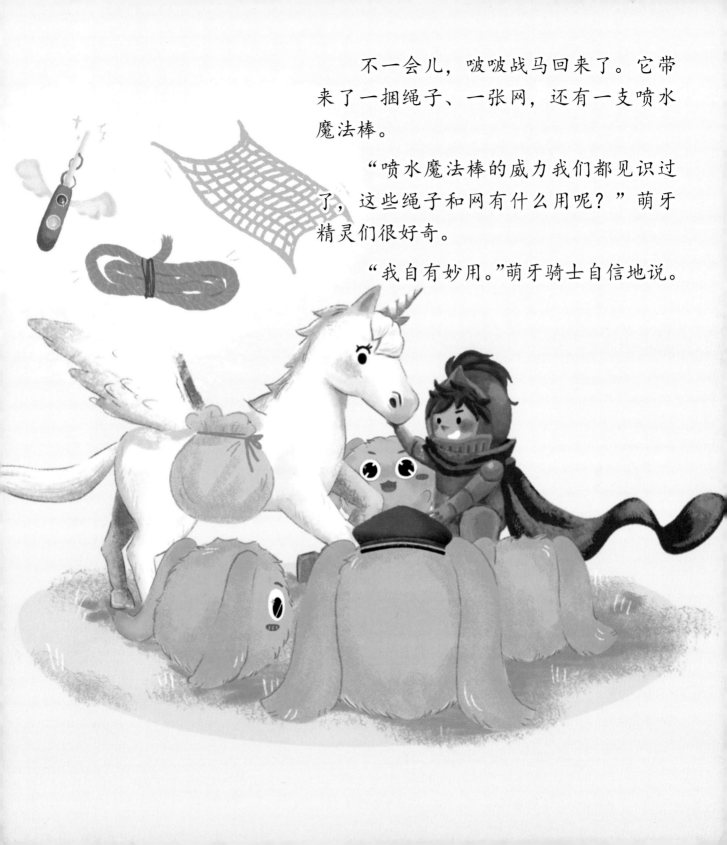

不一会儿，啵啵战马回来了。它带来了一捆绳子、一张网，还有一支喷水魔法棒。

"喷水魔法棒的威力我们都见识过了，这些绳子和网有什么用呢？"萌牙精灵们很好奇。

"我自有妙用。"萌牙骑士自信地说。

萌牙骑士将喷水魔法棒对准山脚，念动咒语，一道清澈有力的水流便从魔法棒中涌出。泥石流中的小石块、树枝、泥浆被水流冲向远方，火车轨道慢慢显露了出来。

大家这才发现两座山中间还卡着一块大石头。

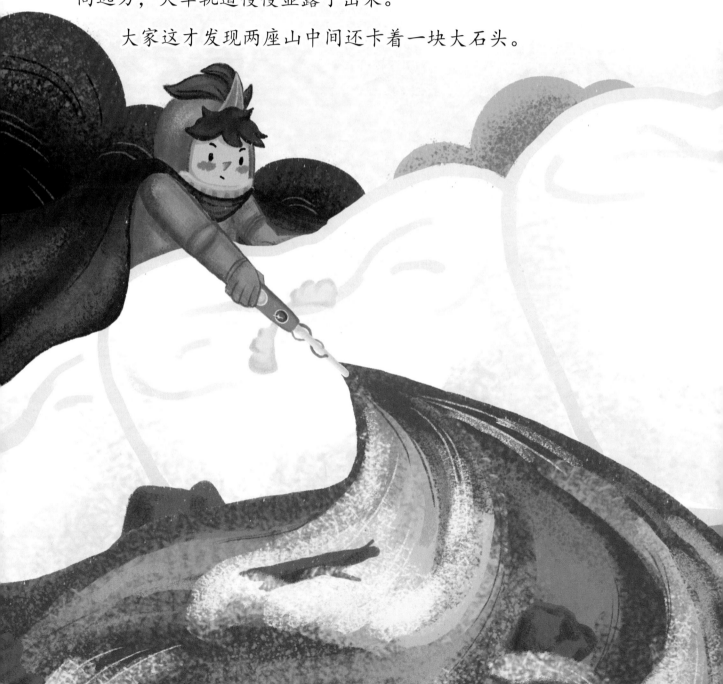

萌牙骑士用力推了推石头，石头纹丝不动。萌牙精灵们也过来帮忙，可石头依然一动不动。

"别着急，我还有办法。"萌牙骑士说。

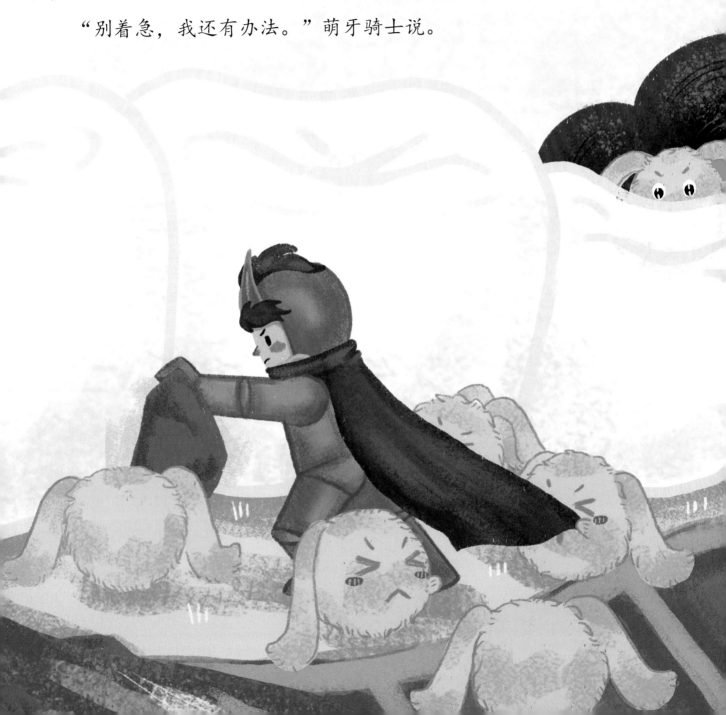

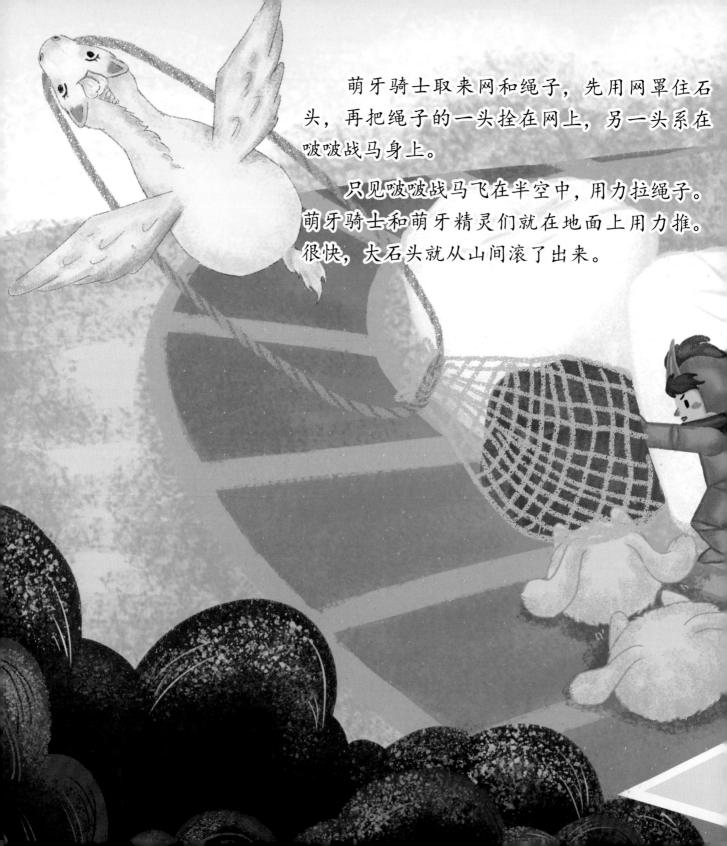

萌牙骑士取来网和绳子，先用网罩住石头，再把绳子的一头拴在网上，另一头系在啵啵战马身上。

只见啵啵战马飞在半空中，用力拉绳子。萌牙骑士和萌牙精灵们就在地面上用力推。很快，大石头就从山间滚了出来。

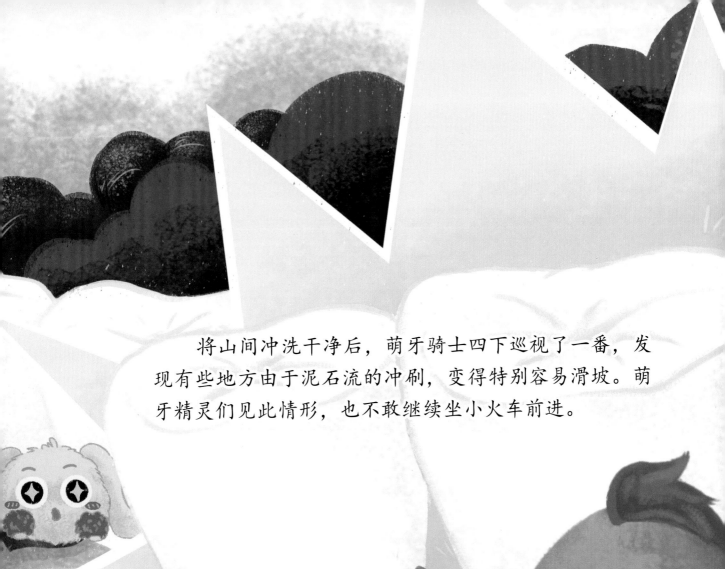

将山间冲洗干净后，萌牙骑士四下巡视了一番，发现有些地方由于泥石流的冲刷，变得特别容易滑坡。萌牙精灵们见此情形，也不敢继续坐小火车前进。

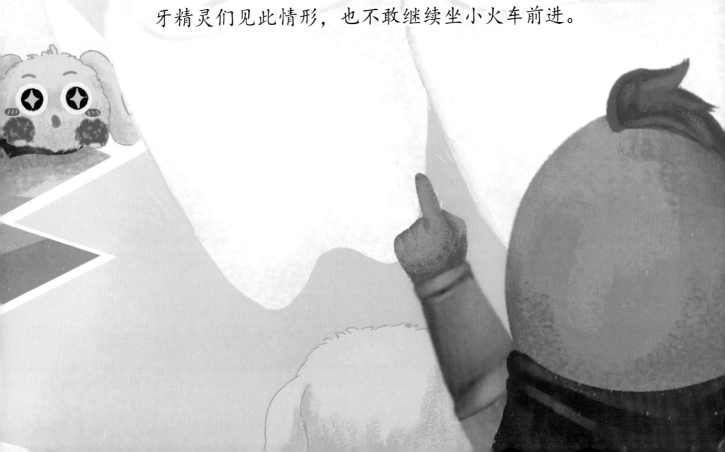

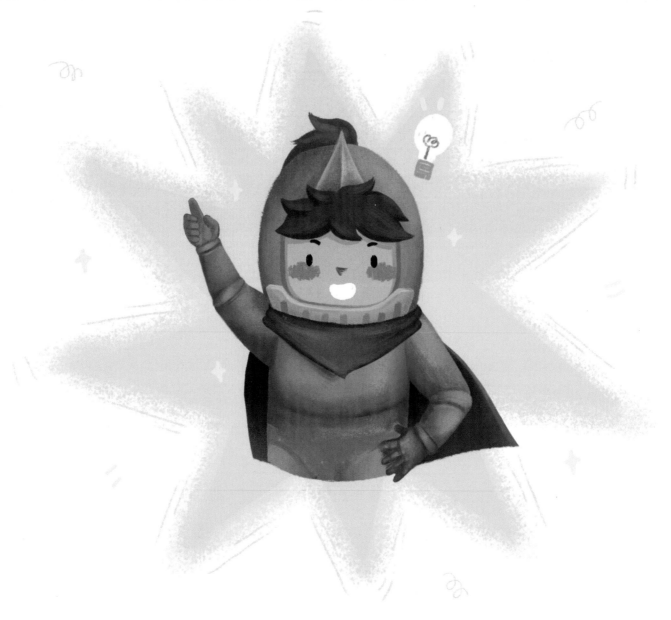

　　"我有办法！"萌牙骑士得意地说，接着从行囊里取出一件亮晶晶的宝物。

　　"看，这是女王赐给我的'闪亮钢盔'。"

萌牙精灵们围住萌牙骑士，七嘴八舌地说："快让我们见识见识'闪亮钢盔'到底有多厉害！"

萌牙骑士将钢盔往空中一抛，钢盔突然变大变圆，罩住了整个萌牙山。这下，萌牙山再也不会发生泥石流和山体滑坡了！

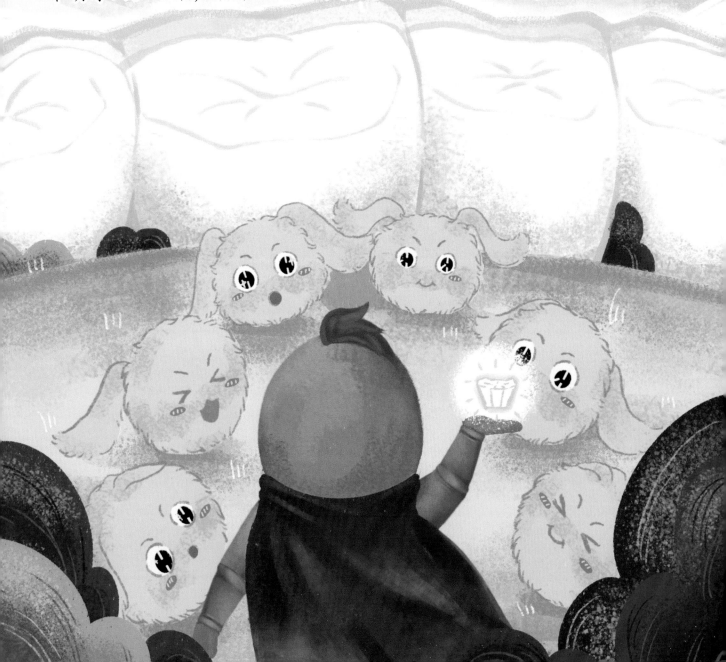

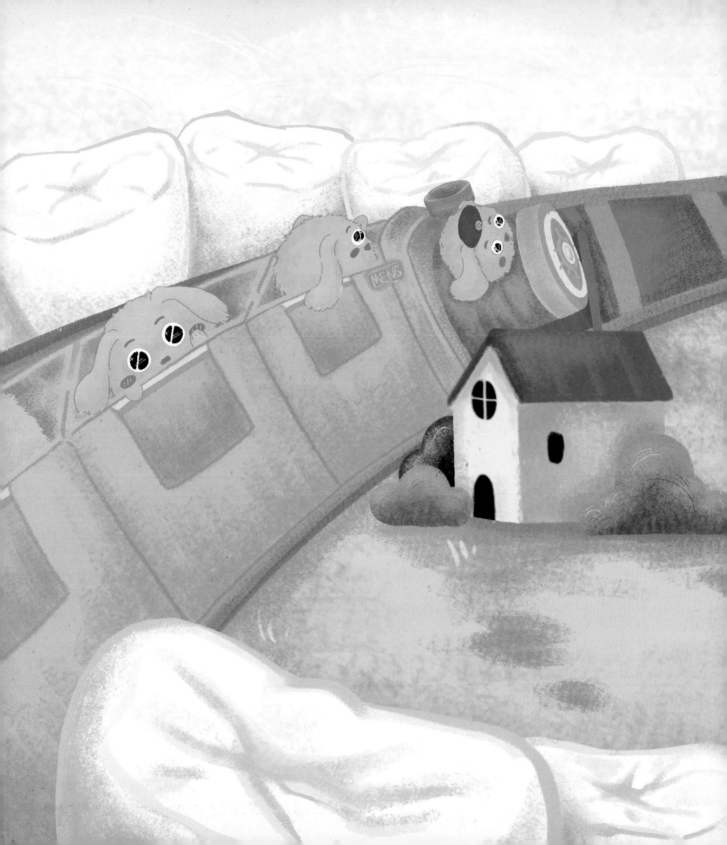

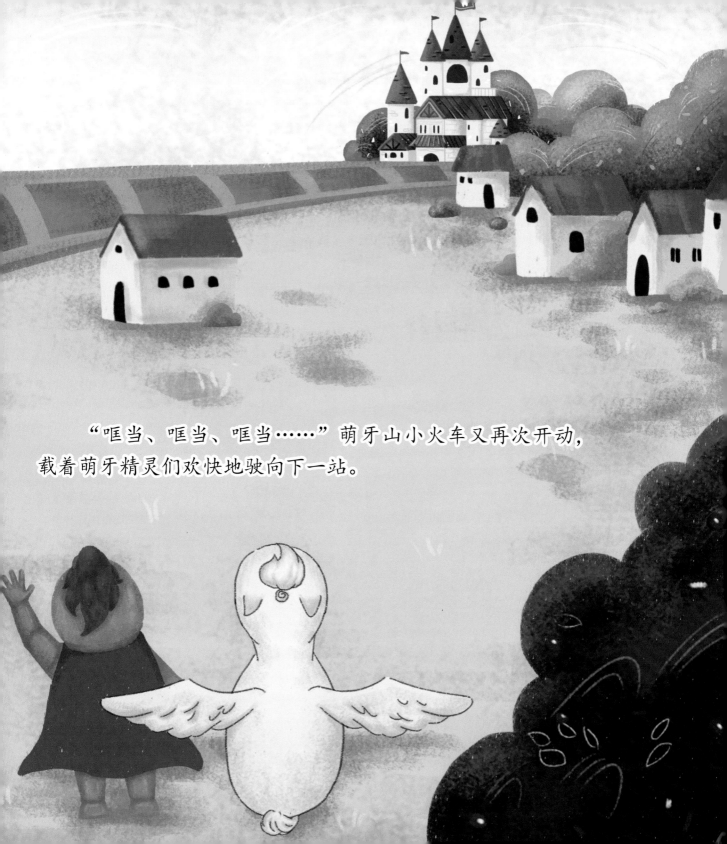

"哐当、哐当、哐当……"萌牙山小火车又再次开动，载着萌牙精灵们欢快地驶向下一站。

# 薇薇阿姨来答疑

Q: 小朋友多大时可以开始使用牙线？

A: 使用牙线的目的是清洁牙齿和牙齿之间的缝隙。所以，只要牙齿之间有接触面，小朋友就可以开始使用牙线。一般刚长出来的两颗牙齿之间会有比较大的缝隙，用软毛牙刷就可以清洁。但随着小朋友的牙齿越长越多，牙齿间的缝隙会变窄，牙刷刷毛很难进入，这个时候就可以开始使用牙线了。

Q: 小朋友使用牙线会不会使牙龈受伤、牙缝变大？

A: 不会。这个问题家长完全不用担心。正确地使用牙线不会造成牙龈受伤或者牙缝变大。

Q: 电动牙刷和手动牙刷，哪个更适合小朋友？有什么讲究吗？

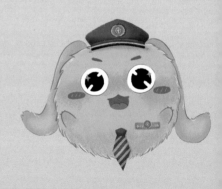

A: 不管是电动牙刷还是手动牙刷，都是通过机械力的作用清洁牙齿表面，其本质和用刷子刷鞋没有区别。所以，选择小朋友喜欢的、能够正确使用的就可以。

**图书在版编目（CIP）数据**

保卫萌牙山．清理泥石流 / 郑黎薇著；言九九绘
．— 成都：四川大学出版社，2024.4
　ISBN 978-7-5690-6859-7

Ⅰ．①保… Ⅱ．①郑… ②言… Ⅲ．①牙—保健—少
儿读物 Ⅳ．① R78-49

中国国家版本馆 CIP 数据核字（2024）第 096696 号

书　　　名：保卫萌牙山·清理泥石流
　　　　　　Baowei Mengya Shan·Qingli Nishiliu
著　　　者：郑黎薇
绘　　　者：言九九
------------------------------------------------------
出 版 人：侯宏虹
总 策 划：张宏辉
选题策划：侯宏虹　宋彦博
责任编辑：宋彦博
特约编辑：韩思颖
责任校对：吴连英
装帧设计：胜翔设计
责任印制：王　炜
------------------------------------------------------
出版发行：四川大学出版社有限责任公司
　　　　　地址：成都市一环路南一段 24 号（610065）
　　　　　电话：（028）85408311（发行部）、85400276（总编室）
　　　　　电子邮箱：scupress@vip.163.com
　　　　　网址：https://press.scu.edu.cn
印前制作：四川胜翔数码印务设计有限公司
印刷装订：四川华龙印务有限公司
------------------------------------------------------
成品尺寸：210mm×223mm
印　　张：8（全 4 册）
字　　数：48 千字（全 4 册）
------------------------------------------------------
版　　次：2024 年 5 月 第 1 版
印　　次：2024 年 5 月 第 1 次印刷
定　　价：180.00 元（全 4 册）
------------------------------------------------------

扫码获取数字资源

四川大学出版社
微信公众号

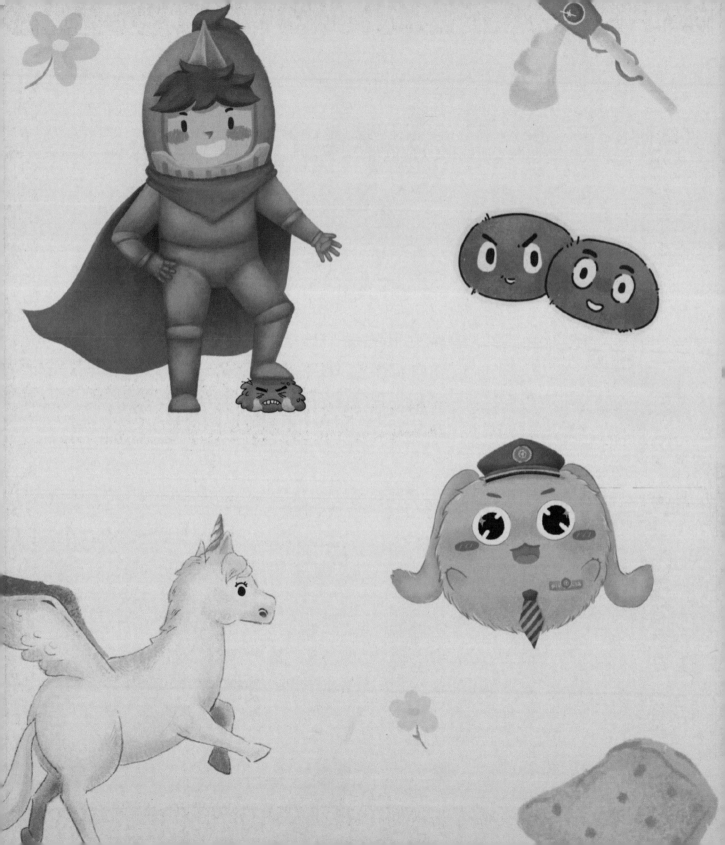